CONTRIBUTION A L'ÉTUDE

DU

DIAGNOSTIC DES ANÉVRYSMES

DE LA CROSSE DE L'AORTE

PAR

Louis AUQUIER

DOCTEUR EN MÉDECINE DE LA FACULTÉ DE PARIS

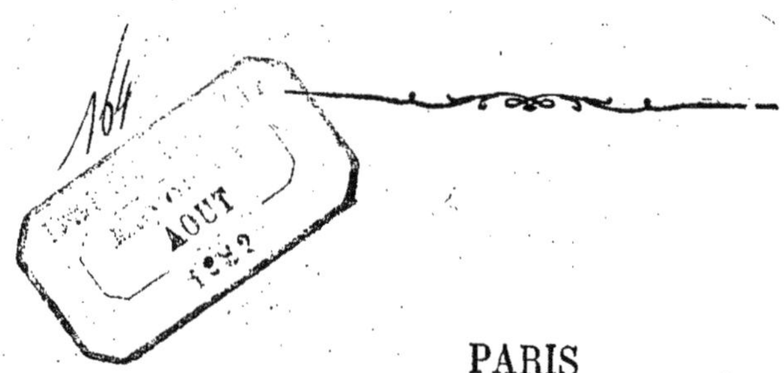

PARIS

ALPHONSE DERENNE

52, Boulevard Saint-Michel, 52

1882

CONTRIBUTION A L'ÉTUDE

DU

DIAGNOSTIC DES ANÉVRYSMES

DE LA CROSSE DE L'AORTE

PAR

Louis AUQUIER

DOCTEUR EN MÉDECINE DE LA FACULTÉ DE PARIS

PARIS

ALPHONSE DERENNE

52, Boulevard Saint-Michel, 52

1882

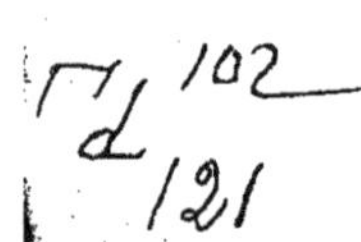

A LA MÉMOIRE DE MON PÈRE

A MA MÈRE

A MES PARENTS

A MES AMIS

INTRODUCTION

Durant le cours de nos études, le hasard nous a mis en présence de plusieurs cas d'anévrysme de la crosse de l'aorte d'un diagnostic extrêmement difficile. Il nous a été permis de voir successivement prendre pour un anévrysme qui n'existait pas une tumeur sarcomateuse du médiastin et une affection valvulaire du cœur ; en second lieu, nous avons vu prêter pendant longtemps à la confusion un véritable anévrysme qui avait fait saillie à l'extérieur de la poitrine, mais qui, étant rempli de caillots anciens, donnait la sensation d'une tumeur charnue, et n'était point animé de battements d'expansion ; enfin, nous avons plusieurs fois constaté à l'autopsie l'existence d'anévrysmes complètement méconnus pendant la vie. Il nous a donc paru intéressant de réunir ces observations, de les rapprocher d'autres analogues publiées dans les recueils périodiques ou dans les mémoires originaux ayant trait aux maladies de l'aorte, et de prendre pour sujet de notre thèse inaugurale l'étude du diagnostic des anévrysmes de la crosse de l'aorte. Pour l'étude d'une maladie qui ne se révèle par aucun signe véritablement pathognomonique, qui comporte un pronostic si grave, et dans laquelle une intervention chirurgicale inopportune serait immédiatement funeste, on ne saurait recueillir trop de faits précis. .

En parcourant quelques-uns des nombreux mémoires qui ont été écrits sur les maladies du cœur et de l'aorte, en consultant surtout les bulletins des sociétés médicales et en particulier ceux de la Société anatomique, il nous a été facile de voir que ces erreurs de diagnostic étaient malheureusement beaucoup plus fréquentes que ne semblent l'indiquer les ouvrages classiques. L'anévrysme de l'aorte a été, en effet, confondu avec les affections les plus diverses et il n'est guère de maladies des organes thoraciques, voire même du larynx, qui n'ait donné lieu à une méprise. Pour limiter notre sujet, nous insisterons donc surtout sur les faits que nous avons observés, c'est-à-dire que nous étudierons plus particulièrement les cas d'anévrysmes méconnus et le diagnostic différentiel de l'anévrysme de l'aorte avec les tumeurs du médiastin et les affections du cœur. Nous laisserons de côté à dessein la variété connue sous le nom d'anévrysmes artérioso-veineux. Nous ne nous dissimulons point toute l'imperfection de notre travail, et nous savons que, pour apporter des conclusions probantes, il nous faudrait avoir recueilli un plus grand nombre de faits. Cependant la lecture des observations inédites que nous rapportons et de celles que nous avons choisies sera peut-être de quelque utilité. Puisse notre bonne volonté nous mériter l'indulgence de nos juges.

Qu'il nous soit tout d'abord permis de présenter à M. le professeur Brouardel nos respectueux remerciements pour l'honneur qu'il a bien voulu nous faire en acceptant la présidence de cette modeste thèse.

Nous tenons aussi à remercier MM. Malécot et Guimard, internes, de l'obligeance avec laquelle ils nous ont communiqué leurs observations.

CONTRIBUTION A L'ÉTUDE

DU DIAGNOSTIC DES ANÉVRYSMES

DE LA CROSSE DE L'AORTE

L'anévrysme de l'aorte thoracique, dit Stokes, n'offre aucun symptôme caractéristique, et c'est une des maladies qui peuvent le plus facilement rester latentes ; ses symptômes ne sont rien moins que constants, et il n'y a pas lieu de s'en étonner, si l'on songe aux causes différentes qui leur donnent naissance. L'anévrysme aortique est, en effet, une des maladies le plus souvent latentes ; il était absolument ignoré de la pathologie ancienne, et si l'histoire des anévrysmes extérieurs remonte jusqu'à l'antiquité, celle des anévrysmes de l'aorte ne commence guère que vers l'année 1557, époque où André Vésale reconnut le premier anévrysme de l'aorte qui ait été diagnostiqué sur le vivant, et constata, par l'autopsie, l'exactitude de son diagnostic.

L'anévrysme aortique, dit M. le professeur Jaccoud, produit des symptômes de deux ordres : les uns sont des *phénomènes physiques* qui occupent la tumeur et les artères dépendantes, les autres sont des *troubles fonctionnels* produits par irritation ou par compression. Les symptômes physiques sont tardifs parce qu'ils ne sont appréciables que lorsque l'anévrysme s'est approché de la paroi thoraco-abdominale ; d'un autre côté, ces symptômes sont ignorés du malade, ils ne se révèlent pas d'eux-mêmes à l'observateur, il faut les chercher par une exploration délibérée ; conséquemment, les accidents de compression ont une importance prépondérante en tant que phénomènes initiaux, *indicateurs de la lésion.*

Dès lors, on peut ranger sous trois chefs les causes d'erreur dans le diagnostic des anévrysmes de la crosse de l'aorte :

1° Les symptômes physiques et les symptômes de compression font totalement défaut et l'anévrysme n'est pas même soupçonné ;

2° Les symptômes physiques sont très marqués et prédominants ; dans quelques cas le diagnostic est facile, mais d'autres fois la confusion est possible avec une tumeur du médiastin ou avec une affection du cœur proprement dite ;

3° Les symptômes de compression existent seuls et dans ce cas les maladies les plus diverses des organes thoraciques, voire même du larynx, ont pu être confondues avec l'anévrysme de l'aorte.

a. — Les symptômes physiques et les symptômes de compression font totalement défaut. Ces cas ne sont pas très rares : on en trouve un certain nombre dans les *Bulletins de la Société anatomique* et nous en rapportons deux observations personnelles. L'erreur est, en effet, difficile à éviter. Ce n'est qu'en recueillant minutieusement l'histoire du malade, en explorant avec la plus grande attention chacun des organes thoraciques, en notant l'état du pouls, en tenant compte de la douleur et de la dyspnée, qui parfois se produiront après des efforts du malade, que le clinicien soupçonnera peut-être cette redoutable affection.

OBSERVATIONS

Observation I

Anévrysme de l'aorte méconnu pendant la vie (personnelle).

L.., Marie, 82 ans, entre le 5 juin 1882, salle Saint-Joseph, n° 15 hôpital de la Charité, service de M. le Dr Féréol.

Fatiguée, affaiblie, a souffert de la misère depuis quelques mois. A son entrée à l'hôpital elle ne présente guère d'autres signes que ceux de la vieillesse la plus avancée ; elle se plaint cependant de tousser un peu et à l'auscultation on constate une légère diminution du murmure vésiculaire du côté gauche.

Sous l'influence du repos et d'un traitement réparateur, les forces revierxent progressivement et un mois après son entrée à l'hôpital, la malade a repris sa gaieté et toutes les apparences d'une bonne santé.

Le 12 juillet. — Elle est prise subitement d'un léger mouvement fébrile et elle accuse un point de côté assez violent du côté gauche. L'auscultation révèle une diminution notable du murmure vésiculaire et quelques râles sous-crépitants fins. Il n'y a pas d'égophonie et la respiration, bien que notablement affaiblie, est cependant perçue jusqu'à la partie inférieure du poumon.

Le 13. — Mieux notable : plus de fièvre, point de côté moins violent.

La malade meurt subitement dans l'après-midi.

Autopsie. — A l'ouverture de la poitrine on trouve dans la plèvre gauche, un épanchement considérable de sang noirâtre provenant très vraisemblablement de la rupture de quelque gros vaisseau. La plèvre et le poumon de ce côté sont, en effet, absolument sains, et on ne découvre aucune fausse membrane capable d'expliquer la production de cette hémorrhagie.

En examinant avec soin les gros vaisseaux du thorax, on constate bientôt l'existence d'un anévrysme du volume du poing siégeant à l'union de la crosse de l'aorte et de l'aorte thoracique proprement dite. En deçà de l'anévrysme, et jusqu'à son origine, l'aorte présente en outre une dilatation cylindrique très régulière; à sa face interne on trouve de nombreuses plaques athéromateuses. Dans la poche anévrysmale existe un caillot volumineux et déjà ancien formé de couches stratifiées et au centre duquel se trouve un trajet permettant l'introduction du pouce et qui pendant la vie livrait passage au sang projeté par le cœur.

Les parois de l'anévrysme sont minces, tomenteuses, très altérées, et il existe immédiatement au-dessous du hile du poumon gauche une fissure par laquelle le sang a sans doute fait irruption dans la plèvre. Sur le trajet de l'aorte thoracique descendante, deuxième anévrysme du volume d'une noix.

Pas d'altération notable des autres organes.

Observation II (personnelle).

Anévrysme de l'aorte méconnu.

Le nommé X..., entré à l'hôpital Necker, salle Saint-Luc, service de M. le professeur Potain, raconte que depuis longtemps il tousse facilement; depuis quinze jours, sous l'influence d'une cause inconnue, la toux est beaucoup plus fréquente et il est pris d'accès d'oppression intenses.

Ce malade ne présente pas à l'examen de voussure thoracique bien appréciable. La matité au niveau du cœur n'est pas augmentée et l'on ne perçoit pas de battements dans cette région. L'auscultation du cœur ne révèle aucun bruit de souffle, ce qui fait supposer que les valvules ne sont pas altérées.

Dans le reste de la paroi thoracique, en avant, on ne constate pas non plus de matité ; en arrière, la sonorité est normale, excepté aux deux bases où il existe de la matité. A l'auscultation, on constate des râles de bronchite à peu près dans toute l'étendue de la poitrine : aux deux bases des signes d'œdème et de congestion, ainsi que quelques râles crépitants. Le malade est aussi emphysémateux.

Depuis quelque temps, le malade présente une gêne respiratoire extrême ; il n'y a cependant pas de cornage.

Le malade est mort dans la nuit, le lendemain de son entrée à l'hôpital.

Autopsie. — Après l'ouverture du thorax, on trouve une poche anévrysmatique commençant immédiatement après l'orifice aortique et se continuant jusqu'à l'orifice de la sous-clavière gauche. C'est plutôt une dilatation de l'aorte qu'un véritable anévrysme. Il n'y a pas de poche véritable communiquant avec l'aorte par une petite ouverture. La dilatation a le volume de deux oranges. Les parois sont recouvertes de quelques plaques athéromateuses, cartilagineuses, blanches. Quelques-unes sont infiltrées de matière graisseuse. Les tuniques sont altérées, l'externe est très épaissie et adhérente aux tissus voisins. Le cœur n'est pas notablement augmenté de volume. Les orifices sont sains, les parois un peu molles, quoique d'une épaisseur normale.

La trachée ne présente pas de déformation, mais les bronches, surtout la bronche gauche, sont loin d'avoir leur calibre normal.

La plèvre droite contient une assez grande quantité de sang. Les poumons sont congestionnés et œdémateux. A la base du poumon droit existe une pneumonie lobaire caséifiée.

Observation III

Anévrysmes de l'aorte méconnus et compliquant une affection cardiaque multiples (observation inédite communiquée par M. Ollive, interne des hôpitaux).

Le Hiné, âgé de 53 ans, cisailleur, est entré à l'hôpital de Nantes dans le service de M. .... Depuis longtemps ce malade était atteint d'une maladie de cœur. En 1872 il fut atteint de bronchite simple. Il n'a réellement commencé à souffrir qu'en 1875. A cette époque il fut pris d'accès d'oppression pénibles. En 1876, le 21 octobre, il fut frappé de paralysie du côté gauche. Ce malade avoue avoir fait des excès alcooliques.

A l'auscultation du cœur on constate : à la base et au premier temps un souffle rude ; au deuxième temps et aussi à la base un second souffle, mais il n'est pas constant. En avant la poitrine ne fournit rien d'anormal. En arrière, mais seulement à la base gauche, des râles fins de congestion pulmonaire. Le bras et la jambe gauche qui ont été paralysés sont le siège d'un œdème assez considérable. L'examen de l'urine révèle une certaine quantité d'albumine et des phosphates ammoniaco-magnésiens.

Depuis le mois de janvier, les accès d'oppression qui étaient relativement rares ont augmenté en intensité et en fréquence.

Durant les mois de février et de mars, on lui fait tous les jours des injections de morphine pour calmer sa souffrance et arrêter les accès qui le menacent de suffocation. La pression sur le phrénique à gauche est douloureuse et détermine des phénomènes d'oppression.

Le 27 mars. — Le malade meurt subitement.

Autopsie. — A l'ouverture de la poitrine, on trouve l'explication de la mort subite. La plèvre est le siège d'une vaste hémorrhagie qui par la coagulation du sang a produit un caillot qui englobe complètement le poumon de ce côté. Ce poumon est de plus comprimé et présente des signes de congestion. Le poumon gauche, recouvert par une plèvre très épaissie par de fausses membranes, se trouve comprimé et réduit à l'état fœtal.

Le cœur est très volumineux : l'hypertrophie porte surtout sur le ventricule gauche. L'aorte, très volumineuse, présente sur son trajet de nombreuses dilatations sacciformes. Au niveau de ces petits anévrysmes, les tuniques de l'artère paraissent détruites, excepté la tunique celluleuse qui forme à elle seule la paroi de la poche. Dans chacune de ces dilatations se trouve un caillot dont la grosseur varie avec celle de la dilatation. La paroi de ces anévrysmes se rompt facilement et il suffit d'une légère pression pour la déchirer. Enfin un anévrysme, plus volumineux, du volume d'un œuf de poule, se trouve immédiatement au-dessous et en avant du tronc brachio-céphalique. Il présente les mêmes détails que les petits anévrysmes mentionnés ci-dessus. On peut supposer que c'est à travers que s'est faite l'hémorrhagie ; on ne rencontre cependant pas de perforation bien nette.

Les reins sont volumineux. Le corps strié droit présente quelques points de ramollissement ; le corps strié gauche est le siège d'un petit foyer hémorrhagique.

OBSERVATION IV

Anévrysme de l'aorte méconnu. Abcès entre la tumeur et la trachée ; ouverture de l'abcès dans la trachée. Accès de suffocation. Mort. Autopsie (observation inédite communiquée par M. Guinard, interne des hôpitaux).

Le nommé C... Antoine, âgé de 36 ans, est originaire du Cantal. Il habite Paris depuis l'âge de 16 ans et il exerce la profession de cocher. Il se dit obligé par son métier de boire beaucoup. C'est ainsi qu'il absorbe en moyenne 6 ou 7 litres de vin par jour et un nombre illimité de petits verres d'eau-de-vie; aussi présente-t-il tous les signes classiques de l'alcoolisme confirmé : pituites le matin, dyspepsie habituelles, cauchemar la nuit, etc. etc. A part cela, il s'est toujours bien porté et ne se rappelle pas avoir jamais interrompu son travail pour cause de maladie. Il a eu, il y a cinq ans, un chancre infectant au niveau du frein. A la suite de cet accident il a eu des plaques muqueuses dans la bouche et à l'anus. On trouve encore un engorgement notable des ganglions cervicaux, et il porte sur la face interne de la jambe gauche et sur la paroi thoracique, au niveau de l'appendice xyphoïde, de larges cicatrices manifestement syphilitiques. Il est donc syphilitique et alcoolique : mais nous ne trouvons dans son histoire aucun autre antécédent morbide (pas de rhumatismes, pas de fièvres intermittentes).

Le 21 avril 1882, en pleine santé, il est pris brusquement d'un accès de suffocation très intense. On le transporte dans une pharmacie du voisinage, et de là, la dyspnée augmentant encore, on l'amène mourant à Lariboisière.

Le 22 avril. — Nous le trouvons couché au n° 10 de la salle Saint-Charles dans le service de M. Proust. L'accès de suffocation qui a nécessité son admission la veille au soir, a duré deux heures environ. Le malade est maintenant calme et répond parfaitement à toutes les questions. Il se plaint seulement de tousser beaucoup et d'être gêné pour prendre sa respiration. Après chaque quinte de toux il expectore des crachats purulents épais, adhérant au fond du vase et légèrement sanguinolents. Si bien qu'on pense à l'existence d'une *angine phlegmoneuse avec œdème de la glotte*. La gorge, examinée avec soin, est absolument normale. A l'auscultation de la poitrine on trouve des râles de bronchite, râles sibilants, ronflants et sous-muqueux, qui rendent l'examen du cœur très difficile. Cependant, on ne constate dans cet organe aucune lésion d'orifice.

Le 22 avril. — A la visite du soir, nous trouvons le malade en proie à un accès de suffocation semblable à celui qu'il avait eu la veille. Il est assis sur son lit, la face cyanosée, les yeux injectés. L'inspiration est bruyante et longue. Mais, chose remarquable, la voix reste normale. La parole est brève, entrecoupée, difficile, mais le timbre de la voix n'est nullement modifié. De plus, les pupilles sont absolument semblables, et les deux pouls radiaux battent avec la même force et la même régularité. Cet accès passe après une durée de une demi-heure, et le malade peut passer une nuit très calme.

Le 23 avril. — Le malade est examiné avec soin par mon ami Cochez; le fond de la gorge, les replis aryténo-épiglottiques, les cordes vocales sont tout à fait intacts. L'auscultation du cœur est négative et l'on ne trouve dans la poitrine que des signes de bronchite intense, comme le premier jour. A la visite du soir l'état est toujours le même et le malade se trouve bien mieux.

Au milieu de la nuit il est pris brusquement d'un nouvel accès et il meurt subitement avant qu'on ait eu le temps de prévenir l'interne de garde.

A l'autopsie nous trouvons sur le trajet de la crosse de l'aorte un anévrysme de la grosseur d'une orange. Cet anévrysme est couché sur la bronche gauche et comprime la trachée au niveau de sa terminaison. Il adhère intimement à la partie supérieure de la bronche dont les anneaux cartilagineux sont intacts. En ouvrant longitudinalement la trachée le long de son bord droit, on voit que trois anneaux sont détruits en partie et flottent par leurs extrémités découpées dans la cavité trachéale. La muqueuse de la trachée est perforée à ce niveau et laisse pénétrer dans une petite loge comprise entre l'anévrysme et la trachée. Cette loge répond exactement à cette sorte de bourse séreuse qui a été décrite entre la crosse de l'aorte et la terminaison de la trachée. Elle est ici pleine d'un liquide purulent semblable à celui qui était expectoré par le malade au mement de ses accès.

Quant à l'anévrysme, il n'était ouvert en aucun point : sa cavité était remplie de caillots stratifiés anciens. Le pneumo-gastrique gauche était étalé sur la paroi antérieure de la poche et on ne distinguait pas le lieu d'origine du récurrent du même côté.

Quant au cœur, ses parois n'étaient pas sensiblement hypertrophiées. La cavité ventriculaire gauche était dilatée, mais les valvules sigmoïdes de l'aorte étaient suffisantes. A la coupe, les poumons laissaient suinter un liquide purulent, spumeux, provenant évidemment de ce que les efforts d'expiration du malade avaient chassé dans les petites bronches le pus de l'abcès inter-trachéo-anévrysmal.

Je n'insiste pas sur les organes abdominaux qui ne présentent ici rien de particulier à noter.

En résumé, il s'agit là d'un volumineux anévrysme de la crosse de l'aorte qui n'a donné lieu pendant la vie à aucun des signes ordinaires de cette affection, et qui a été méconnu. Entre la poche anévrysmale et la trachée il s'est formé un abcès qui a détruit trois anneaux de la trachée et qui s'est ouvert dans les voies respiratoires en donnant lieu à des accès de suffocation répétés, suivis d'une expectoration purulente. Notons enfin que le malade était alcoolique et syphilitique et n'avait jamais eu de fièvres paludéennes.

OBSERVATION V

Anévrysme méconnu pendant la vie (par Landrieu. *Bulletin de la Société anatomique*, 1868, p. 383).

Le malade, âgé de 70 ans, était entré le 1er mars dans le service pour un rétrécissement de l'urèthre. Il avait bien quelques palpitations cardiaques avec un léger souffle au premier temps à la pointe, quelques râles humides aux deux bases pulmonaires, mais en un mot rien qui ait pu mettre sur la trace d'une lésion de ce genre.

Onze mois auparavant, il avait par deux fois perdu connaissance et avait eu un peu d'aphasie très courte et passagère.

Le malade mourut subitement pendant une nuit.

L'autopsie montra que la plèvre gauche était distendue par une masse de sang coagulé. La base du poumon était refoulée par cet épanchement, et le sommet était maintenu à la paroi thoracique dans ses deux tiers supérieurs par d'anciennes adhérences. Au niveau et un peu au-dessous du pédicule pulmonaire, se voyait l'orifice de la perforation de l'anévrysme. Celui-ci occupait la portion descendante de l'aorte. La crosse était dilatée et athéromateuse. La poche anévrysmale était dilatée par des caillots actifs très denses qui, par leur disposition, constituaient un canal complet au travers duquel passait le courant sanguin. Ces caillots reposaient directement sur la colonne vertébrale. Les corps des cinquième, sixième et septième vertèbres étaient usés.

Le péricarde et le cœur étaient sains, ainsi que l'artère pulmonaire.

Les artères cérébrales étaient en plusieurs points athéromateuses, mais nulle part elles n'étaient oblitérées.

Les autres viscères n'offraient aucune lésion.

OBSERVATION VI

Anévrysme de l'aorte méconnu (*Bulletin de la Soc. anat.*, 1842, p. 19).

M. Demeaux présente un anévrysme de l'aorte thoracique trouvé sur un sujet mort de pneumonie, et dont on a fait l'autopsie sans avoir soupçonné ni trouvé de tumeur. Celle-ci forme une poche considérable qui s'étend depuis la troisième jusqu'à la septième vertèbre dorsale : sa paroi antérieure n'est autre chose que la paroi aortique elle-même, sa paroi postérieure est en partie constituée par la colonne vertébrale sur laquelle repose l'anévrysme, et en partie par une enveloppe qui n'offre plus de traces des tuniques artérielles.

Sa cavité était remplie de caillots plus épais à la périphérie que vers le centre. Les corps vertébraux sont détruits profondément, tandis que les fibro-cartilages ont perdu très peu de substance.

Observation VII

Anévrysme de l'aorte méconnu (*Bulletin de la Soc. anat.*, 1840, p. 335).

M. Molloy présente un anévrysme de l'aorte trouvé chez une vieille femme de la Salpêtrière, morte d'un érysipèle de la face, et chez laquelle rien n'avait fait soupçonner l'existence d'une altération de ce genre. Au moment où l'aorte descendante arrive au niveau de la sixième et septième vertèbre dorsale, elle forme une poche du volume d'un œuf de poule, dont on voit, en dehors les parois s'accoler à la colonne vertébrale, et se continuer en quelque sorte avec elle ; en dedans du vaisseau on voit, dans le point correspondant, une ouverture arrondie du diamètre de deux francs à peu près, autour de laquelle la membrane est manifestement détruite. C'est l'orifice de la poche anévrysmale, dont le fond est formé en cet endroit par les vertèbres détruits presque jusqu'au canal médullaire. Les vertèbres sont en contact immédiat avec le sang liquide qui pénètre jusqu'au fond de la poche. Les parois de cette dernière sont tapissées de caillots denses et stratifiés.

Observation VIII

Anévrysme de l'aorte méconnu (par M. Quatrevaux, *Bul. de la Soc. anat.* 1839, p. 155).

Regnier, âgé de 68 ans, jardinier à Courbevoie, est entré à l'hôpital Beaujon le 1er avril 1839, pour se reposer, disait-il, à la suite d'une chute qu'il avait faite quelques jours auparavant du haut d'une échelle, et à la hauteur de trois ou quatre pieds au-dessus du sol.

D'une taille ordinaire et d'une obésité remarquable, Regnier a le

Auquier   3

système musculaire très développé, la face colorée. Toutes ses fonctions s'accomplissent d'une façon normale, aussi s'est-on contenté de lui prescrire pour tout traitement le repos au lit, et la demi-portion d'aliments.

Les jours suivants rien n'a changé dans son état. Le 4, dans la soirée, sa physionomie avait conservé cette expression d'hilarité et de santé parfaite que nous avions remarquée dès le premier jour. Toutefois il éprouvait un peu de dyspnée. Comme je me préparais à examiner sa poitrine, il m'assura qu'il ne souffrait nulle part; que sa respiration était comme par le passé un peu courte, ce qu'il attribuait à son gros ventre.

Je passai outre, tout en cherchant à m'expliquer cette dyspnée, qui m'avait déjà plus d'une fois frappé chez des personnes obèses.

Le lendemain matin, à cinq heures, Regnier était mort subitement, sans pousser un cri, sans témoigner aucune souffrance.

Autopsie. — Le péricarde ouvert, on voit un énorme caillot sanguin remplissant sa cavité et cachant complètement le cœur situé au-dessous. Le cœur est affaissé, presque vide, mais ne présente pas de lésion extérieure.

Sur la crosse de l'aorte, à sa partie antérieure et droite, à deux pouces au-dessus des valvules aortiques, existe une rupture transversale, d'un demi-pouce d'étendue.

Le cœur est sain : les valvules aortiques n'offrent aucune altération ; l'aorte athéromateuse.

L'artère pulmonaire, les poumons, les bronches ne présentent rien d'anormal. Il en est de même de tous les organes renfermés dans la cavité abdominale.

Partout le tissu graisseux est considérablement hypertrophié.

Observation IX

Anévrysme de l'aorte méconnu (par Blanchet. *Bulletin de la Société anat.* 1841).

Louis Bressy, âgé de 54 ans, charretier, d'une stature moyenne, d'une grande maigreur, d'une constitution un peu grêle, entra le 28 octobre 1841 à l'hôpital de la Pitié, salle Saint-Raphaël, atteint d'une pneumonie, ayant son siège dans le lobe supérieur et moyen du poumon gauche. On traita de la façon la plus heureuse cette phlegmasie, qui ne tarda pas à se résoudre sous l'influence d'émissions sanguines. L'état du malade alla dès lors en s'améliorant ; et, depuis le 15 novembre, il mangeait la demi-portion, se promenait dans les salles et même dans les cours, sans éprouver d'autre incommodité qu'une grande faiblesse.

Le 8 décembre. — Sans cause connue, il expectora pour la première fois quelques crachats sanglants, et fut pris le soir, vers neuf heures et demie, d'une quinte de toux à la suite de laquelle il rejeta d'abord une petite quantité de sang ; et puis n'eut pas plutôt poussé un cri pour appeler l'infirmier, qu'il rendit par le nez et par la bouche près de trois litres de sang dans l'espace de quelques minutes et expira.

Résumé de l'autopsie. — Les téguments sont décolorés ; la bouche, les fosses nasales, le larynx et la trachée remplis d'un sang rouge spumeux.

Le poumon droit est sain ; le poumon gauche présente quelques adhérences au sommet et au niveau du péricarde.

Le péricarde, distendu par de la sérosité, offre quelques adhérences avec la plèvre.

Le cœur est dur, d'un volume normal ; les valvules saines.

L'aorte, épaissie, présente à deux pouces au-dessous de l'origine de la sous-clavière une ouverture arrondie de deux à trois centimètres

de diamètre dans tous les sens ; les bords de cet orifice, épais, résis-
tants, forment un cercle moins étendu que celui de la poche anévrysmale et conduisant dans une cavité qui peut admettre une forte pomme
d'api.

La bronche gauche présente, au niveau de la tumeur artérielle,
une ouverture triangulaire, à angles arrondis. Les sixième, septième
huitième anneaux cartilagineux de cette bronche sont détruits sur la
partie moyenne et possèdent une ouverture qui fait communiquer la
bronche avec la poche anévrysmale.

Le foie, les reins, la rate ne présentent aucune lésion.

b. — Les symptômes physiques sont très marqués et
prédominants.

Si la tumeur est réductible, animée de véritables battements d'expansion, si, comme le dit Stokes, il semble y
avoir dans le thorax deux cœurs battant dans des points
différents ; s'il y a une inégalité manifeste des deux pouls,
si enfin, comme l'a signalé Narey, la compression de la tumeur apparente à l'extérieur fait augmenter la tension artérielle et diminuer l'amplitude du pouls, deux signes indiqués
par le sphygmographe, le doute n'est guère possible, il s'agit
bien d'un anévrysme de la crosse de l'aorte. Bien que les
signes notés fussent moins caractéristiques, le diagnostic fut
relativement facile dans l'observation suivante. Il est vrai
de dire que la certitude absolue manque, puisque l'autopsie n'a pas été permise, mais la marche même des accidents
ne permet guère d'admettre qu'il s'agisse d'une autre lésion.

Observation X (personnelle).

C..., Edmond, 49 ans, serrurier, entre le 30 août salle Saint-Luc, n° 6, hôpital Necker, service de M. le professeur Potain.

C'est un homme fort, robuste, bien musclé, et qui, avant le début de l'affection dont il se plaint actuellement, n'avait jamais fait de maladie d'aucune sorte. Son père est mort à trente ans du choléra, et sa mère, âgée de 84 ans, est à la Salpêtrière pour cécité, mais elle conserve néanmoins un état général excellent. Il a un frère en bonne santé. Toujours il a été vif, alerte, plein de gaieté et de santé ; toujours il s'est livré à un travail manuel pénible sans jamais éprouver ni palpitations, ni dyspnée. Il n'a jamais eu de rhumatismes, ni de syphilis, mais seulement une légère blennorrhagie qui ne s'est point compliquée d'orchite et n'a laissé après elle aucun noyau d'induration épididymaire. C'est un ouvrier sobre qui ne se livrait à aucun excès alcoolique, se nourrissait bien et n'endurait point de privations.

Il s'est marié à 22 ans et a eu cinq enfants. Sa femme, dit-il, est robuste, et cependant des cinq enfants qu'elle lui donna, il ne lui reste que le dernier né : les autres moururent successivement en bas âge, deux, à cinq mois, de convulsions, l'un à 18 mois, l'autre à trois ans, de rougeole. Le survivant est âgé de douze ans et bien portant. Il est gaucher, et comme sa profession le force à porter fréquemment de lourds fardeaux, c'est avec l'épaule gauche qu'il accomplit cette besogne.

Il y a dix-huit mois, il fut pris subitement au milieu de son travail et sans cause connue d'une sensation de serrement, de « picotement » à la région précordiale, puis de toux opiniâtre, quinteuse, bruyante et accompagnée d'expectoration abondante. Il n'avait pas de fièvre et les fonctions générales s'effectuaient bien. Il s'adressa alors à M. Paul Gage, qui le traita par *l'élixir antiglaireux*. La douleur disparut rapidement, mais la douleur persista, mais pas assez violente cependant pour l'empêcher de travailler. Six mois après cet accident primitif, il éprouvait, quand il lui fallait porter une charge, une douleur vive dans la région de l'épaule, une sensation de constriction à la gorge, d'étouffement, de défaillance, il manquait de voix et se voyait forcé de rejeter précipitamment son fardeau.

Dans le courant du mois de septembre 1875, il fut mouillé à deux reprises. Alors la toux augmenta d'intensité, la fièvre apparut, la voix devint chantante, bi-tonale et force fut d'appeler un médecin. Celui-ci parla de bronchite, et reconnaissant l'existence d'une affection cardiaque, prescrivit le bromure de potassium ; de plus il adressa le malade à M. Fauvel qui (après examen laryngoscopique) l'adressa à M. Gallard, hôpital de la Pitié. Là, le malade fut traité par la glace, la digitaline (2 granules par jour), le repos absolu. Quinze jours après son entrée à l'hôpital il se leva ; il sentit alors son bras engourdi, refroidi, faible, incapable d'exécuter le moindre mouvement. Le repos fit cesser ces symptômes, mais ils reparaissaient dès que le malade quittait le lit. Un jour qu'il descendait au jardin, il se joignit à cette sensation d'engourdissement une douleur vive partant de l'épaule et s'irradiant dans le bras, le cou et la région précordiale. L'interne de garde aurait essayé de l'électriser. Mais la machine fonctionnait mal et il pratiqua une injection hypodermique. L'injection, le repos calmèrent la douleur, mais elle reparut deux fois dans l'espace de trois semaines. A cette époque déjà les deux pouls étaient inégaux.

Le 17 juin. — Les malade se trouvait mieux ; il n'avait point ressenti de douleur depuis quelque temps, il marchait plus librement dans la salle et son état général était satisfaisant. Espérant qu'il pourrait se livrer chez lui à quelque travail peu fatigant, il quitta l'hôpital, juste six semaines après son entrée. Arrivé chez lui il consulta de nouveau son médecin, et sur son conseil se remit au bromure de potassium, fit usage de limonade et de goudron. Se sentant mieux, il voulut participer aux soins du ménage, il balaya, monta de l'eau, etc., mais les douleurs revinrent beaucoup plus pénibles, beaucoup plus prolongées que la première fois. C'est alors qu'il entra à Necker.

31 août. — Ce qui frappe tout d'abord, c'est une voussure de tout le côté thoracique gauche, surtout marquée à la partie supérieure dans un espace circonscrit par la clavicule, la ligne médiane du sternum,

une ligne verticale s'étendant de la partie moyenne de la clavicule au mamelon, enfin par une dernière ligne horizontale qui part du mamelon et rejoint le sternum. Toute la région est le siège de battements peu intenses cependant. Ceux de l'espace dont nous parlons sont plus forts que ceux de la pointe du cœur ; on sent qu'il y a là deux sièges de battements. A la base, léger frémissement ; supérieurement, la matité dépasse le bord droit du sternum de deux travers de doigt et s'arrête à gauche à la ligne qui s'étend de la partie moyenne de la clavicule au mamelon. L'auscultation n'indique pas d'altération dans les bruits de la pointe, mais elle révèle un bruit systolique doux à la base et un bruit léger de piaulement au niveau de la région circonscrite.

Le claquement du deuxième temps est normal. En arrière, pas de matité qui indique un épanchement ; la respiration est plus faible du côté gauche que du côté droit, mais la compression n'est point assez forte pour produire un souffle. Aucun signe de tumeur cancéreuse. Pas de disphagie. Au-dessous du sternum, entre les deux faisceaux internes du muscle sterno-mastoïdien, on voit manifestement les battements du tronc brachio-céphalique ; les troncs vasculaires du cou ne sont point pulsatiles, mais ils sont le siège d'un souffle intense à timbre un peu musical. Le pouls est ralenti, soixante-quatre pulsations ; celui du côté gauche est à peine perceptible et beaucoup moins prononcé que le droit. Le choc est le même pour les deux crurales. Le léger effort qu'entraîne notre examen fatigue le malade ; il est pris d'une toux forte, rauque, bruyante ; sa voix s'enroue, devient chantante et il a temporairement de l'aphonie. La douleur scapulaire se réveille. Née de la partie externe de l'épaule, cette douleur remonte vers le cou, donnant au malade un « fort torticolis », descend dans la région précordiale et s'irradie plus ou moins loin dans le bras ; elle est extrêmement vive, térébrante, intolérable et s'accompagne d'oppression, de dyspnée intense, d'angoisse inexprimable. Pendant ce temps, pas de dilatation, ni de rétrécissement de la pupille. — Depuis l'apparition des douleurs, légère diminution de la vue à droite et impossibilité de se coucher sur ce côté. Aucune trace d'anévrysme dans les autres parties du corps ; les artères ne sont pas athéromateuses. En avant de la poitrine, dilatation supérieure plus marquée à gauche qu'à droite. Le foie n'est pas abaissé.

Traitement. — Bromure de potassium ; vessie de glace sur la région précordiale, la laisser une demi-heure d'abord, puis trois quarts d'heure et s'habituer progressivement à la supporter davantage. Repos absolu. (On a employé successivement le bromure et l'iodure de potassium ; le seul traitement qui paraît avoir le plus de valeur, c'est le repos absolu aussi complet que possible).

10 septembre. — Deux cueillerées de bromure de potassium par jour, contenant chacune 2 gr. au lieu d'un.

11 septembre, matin. — Douleur sourde dans le côté gauche, toux fréquente, ranque, pénible, avec expectoration difficile et parfois légèrement sanguinolente. Soir : toux plus fréquente encore et plus pénible : même expectoration. La face est congestionnée, les yeux sont rouges, injectés, et se remplissent de larmes à chaque accès de toux. Il ressemble aux malades qui ont des accès d'iodisme ; mais ces accidents peuvent bien être dus à une compression plus grande du récurrent. Pas d'acné iodique. Pilules de belladone pour calmer la toux.

12 septembre. — Il est mieux ; toux moins fréquente. On continue le bromure de potassium ; si les accès de toux se reproduisent, pilules de belladone.

13 septembre. — Toux rauque, fréquente, avec dyspnée. 1 pil. bellad.

14 septembre. — Mieux.

15 septembre. — La douleur vive est revenue présentant les mêmes caractères. La toux est très fréquente, rauque, presque éteinte. Un peu de dysphagie, sensation de froid dans tout le bras gauche, due à une gêne de la circulation ; pouls extrêmement faible de ce côté ; sensibilité intacte. Pas de souffle dans la poitrine ni de bruit de compression bronchique ; en arrière, sonorité plus grave à gauche. Pas d'inégalité pupillaire.

20 septembre. — Même état qu'au 12.

21 septembre. — Frictions belladonées à la région précordiale contre la douleur. Glace. Brom. de potass. 4 gr.

20 octobre. — Le malade est mieux et veut retourner chez lui. Mêmes signes d'anévrysme, mais la douleur précordiale n'est pas revenue depuis le 15 septembre.

13 novembre. — Je vais voir le malade à son domicile et le trouve agonisant. Pendant plus de quinze jours, il s'était trouvé mieux, mais depuis quelques jours il avait toussé plus fréquemment le matin, et avait rendu des crachats sanglants. Hier matin, il a été pris brusquement et sans cause connue d'une oppression extrême. Actuellement il a le râle trachéal extrêmement prononcé ; les mouvements du cœur sont accélérés ; les extrémités cyanosées. Pas de dilatation inégale des pupilles. Le soulèvement produit par l'anévrysme n'est pas plus marqué que pendant son séjour à l'hôpital. L'intelligence est parfaitement conservée. Il a expiré à deux heures. Il n'a point rendu de sang. Pas d'autopsie.

Mais si cette tumeur est moins nettement apparente, si elle est remplie de caillots anciens qui ont modifié sa consistance, diminué ou fait disparaître ses battements ; si, enfin, par la compression qu'elle exerce sur les vaisseaux profonds elle a amené une dilatation considérable des veines sous-cutanées de la région sternale et du cou, le diagnostic devient alors d'une difficulté extrême. Beaucoup d'erreurs ont été commises. Dans la très intéressante observation qui nous a été communiquée par M. Malécot, interne des hôpitaux, l'hésitation persista jusqu'à la mort du malade. Dans une autre observation publiée dans les *Bulletins de la Société anatomique* par M. Harman, M. Moutard-Martin méconnut complètement et prit pour une tumeur du médiastin un vaste anévrysme qui un jour se rompit brusquement en entraînant la mort subite du malade. Delort rapporte ce fait beaucoup plus curieux : la poche anévrysmale fut successivement prise pour une maladie du cœur, une pleurésie, un abcès et une tumeur du médiastin ; cependant le sommet de la tumeur s'était ouvert et il en était sorti un demi-verre de sang mêlé de beaucoup de pus, l'ouverture était restée fistuleuse et avait continué de suppurer pendant quelque temps.

OBSERVATION XI

Anévrysmes multiples de l'aorte ; difficulté du diagnostic. Anévrysme de l'aorte thoracique méconnu pendant la vie. (Observation inédite et communiquée par M. Malécot, interne des hôpitaux).

C... Louis, 58 ans, menuisier, entre le 5 mai 1882, salle Saint-Ferdinand n° 17, service de M. Féréol, hôpital de la Charité.

C'est un homme vigoureux, bien conservé, qui n'a jamais fait de maladies graves, mais s'est livré à quelques excès alcooliques. Vers l'âge de 25 ans il a eu une excoriation de la verge dont la nature reste douteuse ; en effet, cette excoriation a bien été suivie de « quelques boutons sur le corps », mais d'autre part elle n'a provoqué aucun retentissement ganglionnaire et jamais cet homme n'a eu de plaques muqueuses ni d'autres manifestations syphilitiques. Il y a trois ans, il a été pris de vertige à huit ou dix reprises différentes ; ces vertiges survenaient immédiatement après une quinte de toux et allaient parfois jusqu'à la syncope. Il fut alors traité pour une « hypertrophie du cœur », et les accidents disparurent assez rapidement.

Il y a dix-huit mois, il constata l'existence d'une petite tumeur non douloureuse siégeant au niveau de la poignée du sternum et qui diminua notablement sous la simple influence du repos et de l'application de compresses imbibées d'eau sédative. Cependant cette tumeur ne disparut point complètement, « l'os resta un peu gros » et il survint, par intervalles, de la gêne de la déglutition et de la respiration. Il y a dix jours apparurent brusquement un gonflement notable du cou et de l'œdème des paupières : le malade se trouvant alors à Londres, alla consulter à Middlesex Hospital, où on voulut le garder. Mais il revint aussitôt en France et sollicita son admission à l'hôpital de la Charité.

A son entrée, on constate les symptômes suivants : Il existe au niveau de la première pièce de sternum, à droite de la ligne médiane, une tumeur grosse comme la moitié d'une mandarine, à bords vagues, diffus, sans changement de couleur de la peau, à part quelques petites varicosités bleuâtres qui se dessinent à sa superficie et se continuent avec un lacis veineux très considérable remontant sur les côtés du cou et se dirigeant vers les deux aisselles. Ces varicosités se dessinent également tout le long des bras et des avant-bras, principalement du côté gauche, où elles forment un lacis très développé : les veines ont la grosseur d'une plume de corbeau et sont tendues et très saillantes. La tumeur est fluctuante superficiellement ; plus profondément elle est dure, élastique et légèrement inégale. Elle ne présente pas de battements d'expansion, mais elle est très nettement soulevée par les pulsations cardiaques, elle est indolente à la percussion et irréductible. Elle semble très adhérente aux parties profondes ; elle s'enfonce dans la direction de la trachée, et envoie vers la base du cou un prolongement gros comme le pouce et d'une dureté ligneuse. L'auscultation la plus attentive ne fait entendre aucun souffle ; mais à la main et à l'oreille, on sent nettement un second centre de battements. L'articulation sterno-claviculaire correspondante ne paraît point envahie ; engorgement des ganglions post-cervicaux qui n'existe point dans les régions sus-claviculaires et axillaires.

Les bruits du cœur sont faibles, mais non altérés. Pas d'inégalité entre les deux pouls. La peau de la face est gonflée et comme le siège d'un œdème dur qui ne garde pas l'impression du doigt ; les deux paupières sont œdématiées, la droite surtout ; les conjonctives sont injectées et il y a une tendance à l'épiphora. Sur la cornée de l'œil droit on remarque une taie jaunâtre avec légère déformation de la pupille (kéro-iritis ancienne), sycosis très ancien au-dessous du nez.

Le malade a maigri depuis dix-huit mois, mais de la moitié inférieure du corps seulement ; les jambes et le ventre sont petits et contrastent singulièrement avec le développement du buste et de la face ; les bras même ont un volume relatif bien supérieur à celui des jambes.

La sonorité de la poitrine est normale, la respiration est légèrement affaiblie du côté droit, comme si la bronche droite avait subi un commencement de compression. L'expectoration est muqueuse, sans caractères. Cornage dans les grandes inspirations, principalement quand le malade dort. Par moments, gêne de la déglutition n'allant pas jusqu'à faire rejeter les aliments solides, mais forçant le malade à boire après chaque bouchée.

Le diagnostic le plus rationnel est celui d'anévrysme de la crosse de l'aorte ; cependant la dureté de la tumeur, l'absence de battements d'expansion, le développement considérable de tout le réseau veineux sous-cutané du cou, de la partie supérieure du tronc et des membres supérieurs, pourraient faire soupçonner une tumeur du médiastin ayant pour point de départ la face postérieure du sternum.

Traitement. — Repos absolu ; application de glace. Iodure de potassium, 2 gr.

Du 5 mai au 14 juin. — L'état général et local reste sensiblement le même : la tumeur présente la même consistance, mais ses battements ont à peu près disparu.

A la visite du soir, cornage plus marqué, respiration difficile.

La nuit est cependant bonne.

Le lendemain matin le malade se lève, mais à peine a-t-il quitté son lit, qu'il s'affaisse et meurt subitement.

Autopsie. — Après avoir incisé le grand pectoral, on trouve à la face profonde de ce muscle, tout près de la clavicule et empiétant sur la poignée du sternum, un tumeur du volume d'une mandarine, molle, fluctuante et qui, ayant été ouverte accidentellement, donne issue à un liquide de couleur chocolat.

Au-dessous de la clavicule et du sternum, à la face profonde des muscles sous-hyoïdiens, existe une autre tumeur d'une dureté ligneuse dans tous ses points, en rapport avec la trachée qu'elle comprime légèrement, sans cependant faire corps avec elle.

Ces deux saillies sont deux expansions d'un anévrysme qui a perforé le sternum.

Développé au niveau de l'origine de la portion transversale de l'aorte, cet anévrysme, du volume d'une tête de fœtus, comprime tous les autres vaisseaux de la région, sans cependant les oblitérer. La veine cave supérieure est, en effet, totalement libre, ainsi que le tronc brachio-céphalique artériel, les artères carotide primitive et sous-clavière gauches ; seul, le tronc brachio-céphalique veineux gauche fait corps avec la tumeur et est transformé en cordon fibreux à son niveau. Cette tumeur anormale est dure, également résistante dans tous ses points ; en l'incisant, on la trouve, en effet, totalement remplie par des caillots durs formant une masse facilement énucléable. Une section pratiquée au milieu de cette masse montre qu'elle est formée par des couches stratifiées, facilement séparables, de coloration jaunâtre, sauf dans la partie la plus centrale où les couches d'origine plus récentes ont une coloration noirâtre et une résistance beaucoup moindre. En aucun point les caillots n'ont subi de calcification. L'anévrysme étant ainsi vidé de son contenu, on constate que sa face interne est irrégulière, tomenteuse et qu'il adhère intimement à la face postérieure de la poignée du sternum et des deux premières côtes. Ces parties osseuses sont rugueuses, dénudées et ont subi un travail de résorption considérable.

Dans un point, le tissu osseux a totalement disparu, et le sternum présente une ouverture par laquelle fait hernie la première poche précédemment décrite. Le caillot qui remplit cette ouverture est jaunâtre, résistant, vraisemblablement d'origine ancienne et devait intercepter toute communication entre la tumeur sous-cutanée et la poche principale située dans le thorax, ce qui expliquerait ainsi la disparition des battements notée dans les derniers temps de la vie. L'embouchure des troncs artériels émergeant de la crosse de l'aorte est libre ; la portion transversale de cette dernière est également libre, et comme l'anévrysme était complètement rempli de caillots, le sang venant du cœur était lancé dans sa direction normale.

A l'origine de l'aorte, autre anévrysme du volume d'une grosse

noix en voie de formation, sacciforme, communiquant avec le vaisseau au moyen d'un orifice, large comme une pièce de 0,50 centimes, à bords arrondis et lisses. Au niveau des deux anévrysmes et
dans tout le reste de son étendue, la crosse de l'aorte est infiltrée de
plaques athéromateuses jaunâtres et molles.

L'artère pulmonaire, d'aspect normal, ne communique point avec
l'aorte.

Le cœur est légèrement hypertrophié. Les valvules aortiques sont
saines et suffisantes; il en est de même des valvules mitrale et tricuspide.

Dans le reste de son étendue, l'aorte thoracique paraît légèrement
dilatée, mais elle conserve une forme régulière. Près de l'orifice du
diaphragme, au niveau des onzième et douzième vertèbres dorsales,
elle présente un nouveau renflement anévrysmal. Développé au niveau de la face postérieure de l'aorte, ce troisième anévrysme a le
volume d'une mandarine et communique avec la cavité du vaisseau
par un orifice circulaire à bords arrondis et lisses, de la largeur d'une
pièce de 2 francs. Rempli de caillots anciens et disposés par couches
stratifiées, il adhère entièrement à la face antérieure des corps vertébraux qu'il a érodés, sans que pourtant le travail de résorption
osseuse se soit propagé jusqu'au canal vertébral. Enfin, particularité
très remarquable, on trouve au niveau de cet anévrysme, vers la
partie latérale droite du corps vertébral, près de l'apophyse transverse,
une saillie osseuse anomale du volume d'une noisette, lisse et régulière. Les cinq vertèbres situées au-dessus, et par conséquent dans la
région où l'aorte est restée relativement très saine, présentent au niveau de leur partie antéro-latérale des exostoses de même nature,
mais beaucoup plus volumineuses; l'une d'entre elles a le volume
d'une noix. Elles sont situées un peu à droite de l'aorte et ne lui sont
point contiguës.

Les autres organes ne présentent aucune altération notable.

Observation XII.

Anévrysme de la crosse de l'aorte pris pour une tumeur du médiastin, par M. Harman, interne des hôpitaux. (*Bulletin de la Société anatom.* 1861, p. 55).

Le nommé D..., Ferdinand, âgé de 37 ans, serrurier, est un homme d'une vigoureuse constitution. Rien à noter, ni sur ses antécédents, ni sur la santé de ses parents.

Il y a deux ans, il reçut au milieu du sternum un coup violent à la suite duquel il conserva une douleur vague dans la poitrine avec difficulté de la respiration. Entré à l'hôpital Beaujon, on crut à l'existence d'une bronchite chronique, et le malade sortit bientôt pour reprendre ses travaux. Mais la gêne de la respiration augmenta rapidement ; au lieu d'étouffements passagers, D... éprouva une oppression constante, aussi il dut rentrer de nouveau à l'hôpital. Admis le 16 novembre 1860, par M. Moutard-Martin, il fut placé au n° 18 de la salle Saint-Jean.

La nature des phénomènes observés attira l'attention du côté de la poitrine : on ne trouva à la percussion, comme signe anomal, qu'une matité à gauche, comprise entre le sternum, la clavicule, le septième espace intercostal et la ligne fictive qui sépare la face antérieure de la face latérale du thorax.

A l'auscultation, on constate à droite de la respiration supplémentaire ; à gauche, du souffle amphorique dans la fosse sus-épineuse, et une absence à peu près complète de respiration dans le reste du poumon.

Le cœur n'occupe plus sa position normale, sa pointe bat au niveau du septième espace intercostal. Les bruits sont forts ; à la base on entend un bruit de souffle assez intense se propageant dans la direction de l'aorte. Le pouls radial est assez fort du côté droit ; mais, du côté gauche, il n'est pas perceptible.

Comme conséquence de ces troubles de la respiration et de la circulation, la face est violacée, les yeux brillants, les veines du cou très gonflées. Il existe une dyspnée habituelle et quelquefois de l'aphonie. Rien d'anormal dans l'abdomen.

Le malade a conservé sa vigueur et son appétit. En présence de ces symptômes, la première idée de M. Moutard-Martin fut de croire à un anévrysme de l'aorte, mais un examen plus approfondi du malade lui fit rejeter ce premier diagnostic ; il pensa à une *tumeur solide ou liquide* développée dans la poitrine.

Dans la prévision que la tumeur était susceptible de se résoudre, M. Moutard-Martin administre de l'iodure de potassium.

Pendant deux mois, les symptômes observés restent les mêmes. Vers le 20 janvier, le malade accuse un mieux sensible, on l'examine et l'on s'aperçoit que le cœur est remonté de près de trois travers de doigt, que le bruit de souffle a diminué, que la matité est moins grande et que la respiration s'entend mieux du côté gauche.

Ce changement subit fait plus que jamais rejeter l'existence d'un anévrysme.

Le mieux continue les jours suivants, lorsque le 5 février au soir, le malade est pris d'une douleur très vive dans le côté gauche, d'une dyspnée extrême, et il expire dix minutes après, en présentant les signes les plus évidents de l'asphyxie.

Autopsie. — A l'ouverture du cadavre, on trouve un vaste anévrysme, ayant envahi la portion horizontale, la portion descendante, et plus de la moitié de l'aorte thoracique. La tumeur a refoulé le poumon gauche, et s'est appliquée, d'une part contre le sternum et la face postérieure des côtes, et, d'autre part, contre la colonne vertébrale et les gouttières costales.

Les deux poumons sont gorgés de sang.

Le cœur, refoulé en bas, est volumineux et rempli d'un sang noir ; les valvules mitrale et tricuspide ne présentent pas d'altération.

Les parois de l'anévrysme, quoique très amincies en certains points,

ue présentent pas d'ouverture. La trachée est aplatie transversalement ;
les pneumo-gastriques sains.

Les organes de l'abdomen sont gorgés de sang noir.

Observation XIII

Anévrysme de l'aorte pris successivement pour une maladie du cœur,
une pleurésie, une tumeur du médiastin ; ulcère, suppuration et ouverture de la poche anévrysmale sans hémorrhagie, par Delort (*Bulletin
de la Société Anat.*, 1826, p. 97).

Le 9 février 1826, est entré à l'hôpital Necker le nommé Levasseur
Pierre, âgé de soixante ans, de taille moyenne et d'un embonpoint
musculaire médiocre. Cet homme exerçait la profession de tailleur
depuis fort longtemps sans avoir jamais senti la moindre incommodité. Cependant il était devenu sujet à de fréquentes palpitations de
cœur depuis trois ans ; mais sa santé ne s'était notablement altérée
qu'à la suite d'une pleurésie qu'il avait eue pendant le cours de
l'hiver 1825 ; dès ce moment cet homme est demeuré sujet à de fréquentes alternatives de santé et de maladie. Enfin au mois de juillet
de l'année dernière, son état a pris un caractère beaucoup plus grave ;
la respiration est devenue gênée, les palpitations plus fréquentes ; le
sternum, qui a commencé à faire saillie en avant, a bientôt présenté sur
la face antérieure gauche, au niveau de la quatrième côte, une tumeur
fluctuante qui a fait graduellement des progrès ; cet état s'est prolongé
ainsi jusqu'au mois de décembre.

À cette époque, la gêne de la respiration est devenue si grande, que
le malade était obligé de rester continuellement assis pour éviter de
suffoquer (Entrée à l'Hôtel-Dieu de Paris dans le cours de décembre). D'après les renseignements que j'ai eus, il paraît qu'on s'est
borné à faire appliquer sur la tumeur sternale des compresses trem-
pées dans l'eau blanche, et qu'on n'a employé que des moyens diété-
tiques. Au bout de quelques jours, le sommet de la tumeur s'est

ouvert, et il en est sorti un demi-verre de sang mêlé de beaucoup de pus : l'ouverture restée fistuleuse a continué de suppurer pendant quelque temps ; mais une croûte formée à la surface est venue mettre obtacle à l'issue des matières à l'extérieur. Dès lors le malade a désiré sortir de l'hôpital, se croyant entièrement guéri. Son illusion n'a été que de courte durée : environ quinze jours ou trois semaines après, une nouvelle tumeur s'est formée exactement dans le même endroit que celui qu'occupait la première ; elle a acquis en fort peu de temps un volume au moins égal à celui qu'elle avait déjà (Nouvelle entrée à l'hôpital le 10 février).

Voici quels sont les symptômes que ce malade nous a présentés : visage un peu rouge, amaigri ; lèvres peu ou point colorées ; pouls petit, facilement dépressible. Le sternum présente une saillie remarquable en avant ; elle est surmontée d'une tumeur ovalaire de la grosseur d'un œuf, molle, fluctuante, offrant au toucher, dans toute sa circonférence, des battements et un mouvement d'expansion simples, en tout isochromes aux pulsations artérielles.

En pressant la base de la tumeur, qui est un peu œdémateuse, on sent une dépression et un rebord osseux qui indique que le sternum est perforé en ce point : à un pouce à peu près en dessus, et toujours dans la même direction, on sent une autre tumeur, très petite, qui paraît présenter les caractères de la précédente, seulement à un degré plus obscur. Le stéthoscope, appliqué autour de la tumeur, ne nous apprend rien qui puisse servir au diagnostic. Le cœur, ausculté par le même moyen, nous présente dans le ventricule gauche des battements très forts, suivis d'un bruit de râle remarquable : ceux de l'oreillette correspondante sont forts et bruyants ; les battements de l'organe se font sentir dans tous les points de la poitrine ; du reste, les poumons paraissent sains et assez libres dans leur mouvement expansif ; cependant le malade est obligé de rester continuellement assis sur son lit : les membres inférieurs ne présentent aucune trace d'infiltration. Après avoir apprécié tous les symptômes fournis par le malade, M. Honoré reste dans le doute sur la nature de la maladie ; il s'en tient pour tout traitement à un régime suivi, et il proscrit avec raison l'usage d'aucun topique sur la tumeur, crainte de hâter l'inflammation de la peau et par suite son ouverture.

14 mars. — La peau qui revêt le sommet de la tumeur est frappée de gangrène ; une petite escharre se détache de la poche, se vide une seconde fois ; il en sort beaucoup de pus bien lié, et à peu près un quart de verre d'un sang décoloré. Le jour suivant la tumeur est entièrement affaissée, l'ouverture reste fistuleuse, et laisse échapper une assez grande quantité de pus mal lié, séreux et mêlé parfois de gouttes de sang. Dès ce moment on n'entend plus aucune pulsation dans l'endroit qu'occupait la tumeur : il n'y reste plus que de l'empâtement : un stylet introduit dans l'ouverture fistuleuse me paraît se dissiper fort avant dans le médiastin.

Il n'est pas inutile de dire que M. Honoré, qui avait penché jusqu'à ce moment pour croire à l'existence d'un anévrysme, changea à peu près d'opinion, et crut bien que cela pouvait peut-être n'être autre chose qu'une tumeur, ou un abcès développé dans le médiastin.

18 mars. — L'état général du malade commence à changer notablement : les digestions ne se font plus régulièrement ; les traits de la face annoncent une altération organique profonde ; il survient du dévoiement ; même état jusqu'au 24 mars, jour où la mort arriva à peu près sans agonie. Autopsie onze heures après la mort. Cadavre d'environ cinq pieds, maigreur très grande, muscles consistants, poitrine très saillante. Avant d'ouvrir cette cavité, un stylet est introduit dans l'ouverture fistuleuse ; il se dirige, sans le moindre effort, d'avant en arrière dans l'étendue de cinq à six pouces. L'abdomen est d'abord ouvert, les côtes sont sciées dans leur partie moyenne, et les clavicules désarticulées : le sternum est enlevé de bas en haut : cet os présente, au niveau de la quatrième côte gauche, une ouverture large d'un pouce : plus haut en existe une seconde, qui correspond à la petite tumeur dont j'ai parlé : elle n'a que quatre ou cinq lignes de diamètre. Toute la partie antérieure des viscères thoraciques étant mise à découvert, on voit entre les deux poumons, et en dessus du cœur, une tumeur du volume de la tête d'un enfant d'un an. Le stylet introduit avant l'ouverture se dirige profondément dans sa subs-

tance ; toute sa périphérie est recouverte d'un sac membraneux, excepté dans le point qui correspond à l'ouverture du sternum. En avant
la tumeur est entièrement adhérente au péricarde, à gauche, avec la
face interne des lobes pulmonaires correspondants ; le bord droit est
libre, on n'aperçoit que la partie inférieure des ventricules du
cœur.

Cette poche membraneuse étant incisée de haut en bas, et séparée
facilement à droite et à gauche, nous apercevons un caillot anévrysmatique très volumineux, à peu près puriforme : sa base correspond
à l'ouverture aortique ; sa densité, égale à la substance musculaire,
avec laquelle elle a beaucoup de ressemblance. Cette masse étant en-
levée, on rencontre à son centre un foyer contenant du sang fluide,
lequel communique avec l'ouverture artérielle. Celle-ci se remarque
à la face postérieure du sac, à un pouce en dessus du ventricule gauche ; elle a quatorze ou quinze lignes de circonférence ; ses bords
sont arrondis et un peu ossifiés ; les vaisseaux pulmonaires sont sains
à la partie postérieure inférieure du sac.

Le cœur coupé transversalement, présente une forte hypertrophie
du ventricule droit : il ne contient point d'ossifications.

L'abdomen n'a présenté rien de remarquable. Le crâne n'a pas
été ouvert.

L'erreur inverse est également possible. L'an dernier,
dans le service de M. le professeur Verneuil, une *tumeur
sarcomateuse du médiastin* fut longtemps prise pour un
anévrysme, et cela par les cliniciens les plus autorisés en
pareille matière, MM. Verneuil, Dujardin-Baumetz et plusieurs autres médecins et chirurgiens des hôpitaux de Paris. Dans ce cas particulier, les tracés sphygmographiques
recueillis cependant par M. Frank lui-même ne firent
qu'accentuer l'erreur. La tumeur finit cependant par ac-
quérir un développement et des caractères tels que l'erreur
devint évidente, et que force fut d'admettre un carcinome

ayant probablement pour point de départ le sternum, ce que l'autopsie confirma bientôt. Un fait non moins curieux était dans le même temps observé à l'Hôtel-Dieu dans le service de M. le professeur Germain Sée : chez un même malade on diagnostiquait successivement un anévrysme aortique, un kyste hydatique du poumon, un cancer du poumon et on trouvait à l'autopsie *un kyste hydatique du poumon gauche*. Maclachlan a vu *un abcès du médiastin antérieur* communiquant avec les deux côtés de la poitrine, avec la trachée et le péricarde et formant au-dessus de la clavicule une tumeur qui simulait un anévrysme du tronc innominé ou de la crosse de l'aorte.

Pour Stokes, les deux formes les plus ordinaires de la tumeur thoracique sont l'anévrysme et le *cancer* ; tous les symptômes produits par la compression des parties avoisinantes sont plus ou moins communs à ces deux affections. Cependant il croit possible de reconnaître l'existence d'une tumeur cancéreuse pulsatile quand elle s'accompagne de certains phénomènes : 1° Le manque de proportions entre l'étendue de la matité et la force des battements sera un signe présomptif en faveur du cancer.

2° Le plus souvent, dans les anévrysmes, la pulsation est double ; dans les affections cancéreuses, le second bruit n'existe pas ou est extrêmement faible ;

3° Dans un cas où les signes de l'une ou de l'autre affection auraient à peu près une valeur égale, l'existence d'un bruit de souffle doux, simple et lié à la systole, doit faire croire plutôt à l'existence d'un cancer. Le bruit de soufflet dans l'anévrysme est beaucoup plus rare qu'on ne l'a cru jusqu'ici ;

4° Dans l'anévrysme, rien de plus remarquable que les variations qui se montrent dans les accidents de compression et dans le volume de la tumeur ; ainsi la stridulation inférieure et la dysphagie peuvent se montrer ou disparaître, partiellement ou entièrement, pendant les progrès d'un anévrysme ; ainsi une tumeur située à la partie antérieure de la poitrine peut disparaître complètement, ou réapparaître à la partie postérieure. Ces variations n'ont pas été observées dans les tumeurs cancéreuses, qui sont stationnaires ou qui marchent progressivement avec lenteur ;

5° Un autre point enfin différencie ces deux affections : c'est la fréquence du développement variqueux des veines dans le cancer, et la rareté relative de cette disposition dans l'anévrysme.

Ces signes différentiels donnés par Stokes ont une très grande valeur, mais, et Stokes le reconnaît lui-même ; il est rare de les trouver] réunis et aussi marqués. Dans notre observation XI, les veines sous-cutanées, fortement dilatées, formaient un lacis très considérable remontant sur les côtés du cou, se dirigeant vers les deux aisselles et se prolongeant le long des bras et des avant-bras. Nous rapportons plus loin une observation publiée par M. Hayem dans les *Bulletins de la Société de physiologie* ; à ce propos, l'auteur fait ressortir la grande analogie qui existe entre les tumeurs du médiastin et les anévrysmes de cette région. Il fait observer la grande accélération du pouls en rapport avec la dégénérescence du nerf vague et le peu d'influence de la digitale. Un symptôme qui a, croyons-nous, une certaine valeur, c'est l'apparition plus rapide de la cachexie dans les tumeurs du médiastin ; c'est du moins ce qui nous semble résulter de la lecture des observations publiées. Dans plusieurs de nos observations, le malade avait conservé un état général relativement très satisfaisant et cependant l'origine de sa maladie remontait déjà à une époque assez éloignée.

Observation XIV (Résumée).

Abcès du médiastin communiquant avec les deux côtés de la poitrine, la trachée et le péricarde, et stimulant un anévrysme du tronc innominé ou de la crosse de l'aorte (de Maclachlan, traduite dans *Archives génér. de médec.*, 1850).

Un ancien soldat, âgé de 61 ans, entré à l'hôpital le 5 janvier, portait, au-dessus de l'extrémité interne de la clavicule droite et se prolongeant derrière cet os, une tumeur élastique grosse comme une balle à jouer. Cette tumeur n'était le siège ni de douleur, ni d'aucun bruit anormal, ni de battements ; dans la carotide du côté correspondant, battements faibles, pouls à peine sensible dans la temporale et la radiale du même côté, dysphagie, voix éteinte, dyspnée, toux sèche empêchant le sommeil, traits congestionnés jugulaires externes gorgées de sang : douleurs dans la partie postérieure de la tête, et dans le bras droit.

Dix mois auparavant, refroidissement, et depuis toux et dyspnée, sans cependant cessation de travail. Ce n'est que depuis trois semaines que la tumeur du cou est apparue, à la suite d'un accès de toux. Tout le côté droit de la poitrine mat en avant et en arrière ; matité étendue de la région précordiale, et l'on ne perçoit ni les bruits ni l'impulsion du cœur. Ce malade était depuis trois semaines à l'hôpital, quand presque subitement la respiration s'embarrassa de plus en plus, 'expectoration catarrha'e devint d'abord sanguinolente,. et enfin purulente huit jours avant la mort. Le 28 janvier on incise la tumeur qui laisse échapper un peu de pus sans amener un grand soulagement du malade.

La mort survint le 7 février.

A l'autopsie, on trouva le médiastin antérieur énormément épaissi et renfermant à son centre un abcès vide, qui aurait pu loger une bille de billard, et qui communiquait par plusieurs ouvertures fistuleuses avec le côté droit de la poitrine et aussi avec le péricarde par une perforation de la largeur d'une pièce de cinquante centimes. Il communiquait également avec l'abcès du cou et avec la trachée.

L'artère innominée et une portion considérable de la sous-clavière droite étaient comprises dans cette masse indurée. La plèvre droite contenait plusieurs pintes de liquide purulent, la gauche en contenait très peu, mais dans le péricarde il s'en trouvait environ une pinte.

Il y avait des tubercules disséminés dans les deux poumons (*Medical Times*, 1850).

OBSERVATION XV (Résumée).

Tumeur sarcomateuse du médiastin, présentant des symptômes analogues à ceux de l'anévrysme de l'aorte. G. Hayem (*Archives de physiologie*, 1869).

X... serrurier, âgé de 22 ans, entre le 16 octobre 1868 à la clinique de l'Hôtel-Dieu. Toujours bien portant. Pas de maladies héréditaires.

Au commencement du mois, le malade éprouva une constriction de la poitrine et une perte de forces considérable. A son entrée, teint pâle, figure anxieuse. Toux, fièvre et dyspnée. Rien d'anormal à la percussion ; à l'auscultation, de temps à autre un tintement métallique ; au sommet droit, respiration rude et assez bronchique. Peu de jours après œdème de la face, ainsi que de l'extrémité supérieure gauche, pouls irrégulier et fort accéléré, 130 à 140 pulsations à la minute. Rien de particulier au cœur. La digitale ne modifie pas le pouls; mais une diurèse active fait disparaître l'œdème. Peu après la bronchite gagna en intensité, ainsi que l'œdème, qui gagna le bras droit.

Le 16 novembre. — A l'application de la main sur le sternum au niveau de la deuxième côte, on perçoit des pulsations isochrones à celles du cœur ; en même temps on constate une grande matité occupant le haut du sternum et le cou, se fondant en bas avec la matité précordiale ; à gauche, vers la deuxième et la troisième côte, elle dépasse le bord sternal de deux travers de dcigt; à droite, elle se limite strictement au bord sternal ; léger souffle au cœur au premier temps. L'œdème reste localisé à la face et aux membres supérieurs avec une intensité assez variable ; cependant il est toujours plus fort au bras gauche. Céphalée intense, point d'albumine dans les urines.

Le 17. — La matité est la même au niveau du sternum ; mais vers la deuxième côte, à l'endroit où l'on ressentait les pulsations, on constate une légère voussure. Les pulsations sont sensibles sur toute la surface du thorax et même sur les bras. Distension de la veine jugulaire, point de pulsations ni d'ondulations. La dyspnée force le malade a rester jour et nuit sur son séant. Toux presque continuelle avec sifflements.

2 décembre. — Pouls tumultueux, dysphagie intense.

Le 13. — A la suite d'une application de sangsues à la gorge, légère amélioration ; mais la dyspnée reste la même, ainsi que le pouls ; à la suite d'un érysipèle de la région sus-claviculaire le malade mourut.

Autopsie. (Résumée). — Sternum difficile à détacher, adhérences dans la moitié supérieure pénétrant jusqu'au périoste, se prolongeant dans certaines parties jusqu'au péricarde, et latéralement aux cartilages des côtes supérieures. Au-dessous de la tumeur le péricarde est distendu par un liquide séreux, trouble ; le cœur fortement refoulé occupe la portion supérieure de la cavité péricardique. Le tissu de nouvelle formation est intimement uni au péricarde et au cœur et englobe tous les organes contenus dans le médiastin.

Le tissu des vaisseaux est normal, quoique comprimé. Les nerfs occupant la partie supérieure et antérieure du médiastin sont englobé par la masse cancéreuse. Au-dessous de la bifurcation de la trachée, au niveau de l'œsophage, les nerfs vagues semblent avoir perdu de leur épaisseur, et présentent une teinte grisâtre ; les nerfs périphériques sont, dans une petite étendue, englobés dans la tumeur. Les muqueuses de la trachée et de l'œsophage sont normales ; les cordes vocales saines.

L'empyème pulsatile peut parfois aussi simuler l'anévrysme. Tous les auteurs, et Stokes en particulier, insistent sur les analogies qui permettent de confondre les deux maladies. Les pulsations n'affectant qu'une partie proéminente et circonscrite d'un vieil épanchement pleural, l'idée d'anévrysme de l'aorte est la première qui se présente à l'esprit des observateurs ; de là une abstention fâcheuse qui conduit à la rupture spontanée de l'abcès ; la peau rougit et s'amincit au point culminant de la collection et le pus s'écoule ; alors cessent les battements et la plèvre se vide par la fistule cutanée. L'expansion est le propre des anévrysmes, et les tumeurs qui présentent des battements transmis n'ont pas de véritable expansion. L'empyème pulsatile n'est donc pas doué d'expansion à proprement parler : mais les tumeurs anévrysmales elles mêmes, on le sait bien, peuvent perdre cette expansion qui est un de leurs caractères propres, et les difficultés surgissent. Nous ne saurions mieux faire que de rapporter textuellement les justes considérations suivantes que nous trouvons dans la thèse de M. Comby : « Beaucoup d'au-

« teurs ont été, comme nous, induits en erreur, et nous
« devons nous appliquer à donner tous les éléments de ce
« diagnostic. On dit que les anévrysmes présentent de l'ex-
« pansion, des bruits de souffle, des modifications du
« pouls, etc. ; sans doute, ces signes doivent être placés
« en première ligne, et quand ils se rencontrent on ne
« peut hésiter. Mais tous les anévrysmes ne présentent pas
« d'expansion ; s'ils sont profonds, ils peuvent être latents
« et demandent à être cherchés avec soin. »

« Quant aux bruits de souffle, Stokes a montré qu'ils
« faisaient souvent défaut dans les anévrysmes de l'aorte,
« et que l'existence de deux centres de battements était
« un bien meilleur signe. Cet auteur conseille avec raison
« de tenir un grand compte du défaut de proportion qui
« existe entre l'intensité des battements et l'étendue de la
« matité. Nous ne mettons pas en doute qu'une poche
« anérvysmale assez grande pour donner une matité occu-
« pant toute une moitié du thorax ne présentât des batte-
« ments et une expansion bien différents de ceux qui se
« rencontrent dans l'empyème pulsatile. Et cependant
« dans les cas de Stokes, les battements de l'empyème
« étaient assez forts pour ébranler le lit du malade. » Du
reste, un anévrysme de l'aorte peut coïncider avec un épanchement pleural (Graves) auquel il communiquera des battements. Oulmont (1) a cité un cas d'anévrysme de l'aorte
pris pour une pleurésie, l'absence de véritable expansion,

1. Oulmont. *Bull.soc. méd. des Hôpitaux* 28 mai 1856, p. 131. Tumeur anévrysmale de l'aorte thoracique dans la cavité pleurale gauche simulant un épanchement pleurétique.

de souffle, des deux centres de battements, l'étendue de la matité, l'œdème de la paroi thoracique, quand il existe, constitueront un ensemble de signes qui permettront de reconnaître l'empyème pulsatile. C'est sur la réunion de ces conditions, sans valeur si elles sont isolées, que s'appuient Walshé et A. Pluil pour faire le diagnostic dans les cas douteux.

OBSERVATION XVI.

Empyème pulsatile simulant un anévrysme de l'aorte (Par le Dr J. Comby)

Une jeune femme de 28 ans entre le 14 décembre 1880 dans le service de notre excellent maître M. Proust, à l'hôpital Lariboisière. Les antécédents héréditaires et personnels n'offrent rien de spécial. Elle jouissait autrefois d'une excellente santé, quoiqu'elle eût présenté de temps à autre une incontinence d'urine qui remontait à la première enfance. Des privations de toute sorte et de mauvaises conditions hygiéniques semblent avoir présidé à l'éclosion et au développement de la tuberculose qui mine depuis deux ans notre malade ; hémoptysie il y a six mois. Depuis deux mois surtout l'état général s'est aggravé, les forces ont rapidement décliné, et la maigreur a fait des progrès effrayants. La faiblesse est telle que la malade ne peut se tenir debout. En vain cherchons-nous à obtenir des renseignements précis sur l'évolution des accidents qui ont conduit notre malade à l'hôpital ; elle est peu intelligente, le début nous échappe et nous ne pouvons que constater l'état actuel, dont nous allons essayer de tracer les sombres traits :

La malade, pâle et émaciée, est assise sur son lit en proie à une cruelle et incessante dyspnée ; elle étouffe, et rend au milieu d'efforts de toux, des crachats muco-purulents. L'examen de la poitrine va nous donner la raison de ces symptômes ; en avant, les espaces intercostaux du côté droit présentent des battements dus à l'impulsion du cœur qui est entièrement transposé à droite ; la région précordiale présente une voussure manifeste sans pulsations. La palpation confirme les données fournies par une première inspection, elle montre que le cœur ne bat plus à gauche, mais à droite du sternum. Les vibrations vocales, conservées de ce côté n'existent plus de l'autre. La matité est absolue dans tout le côté gauche, sans bruit skodique sous-claviculaire, à droite la sonorité est normale.

A l'auscultation, on contaste l'absence de respiration à gauche ; il n'y a ni souffle, ni râles, ni égophonie, le silence est complet, tandis qu'à droite, la respiration est forte et mêlée de craquements au sommet. On entend partout les battements du cœur, aussi bien en arrière qu'en avant, ces battements sont fréquents (120 par minute) mais sans mélange de bruits anormaux.

En arrière, on constate comme en avant une voussure avec perte des vibrations vocales, matité absolue et silence complet dans tout le côté gauche de la poitrine, tandis qu'à droite la respiration est rude et mêlée de râles sous-crépitants au sommet. Déjà l'on peut affirmer l'existence de tubercules au sommet droit et d'un épanchement pleural énorme à gauche. Mais si l'on examine attentivement le dos de la malade, on voit que la partie postérieure et moyenne des derniers espaces intercostaux du côté gauche, est notablement élargie, bombée, fluctuante et animée de battements perceptibles au palper comme à la vue. Si l'on embrasse cette région avec la main étalée largement, on sent qu'elle est soulevée par des battements isochrones à ceux du cœur. Ces battements, qu'on ne retrouve ni en avant, à la région précordiale, ni en arrière, dans les deux tiers supérieurs du thorax, sont limités aux huitième, neuvième, dixième et onzième espaces intercostaux, dans leur moitié postérieure. L'auscultation à ce niveau ne laisse entendre que des battements doubles, sans bruit de souffle ; le synchronisme des pulsations avec celles du cœur est confirmé par les tracés cardiographiques.

Du côté du pouls radial et fémoral, on ne remarque aucun phénomène anormal pouvant indiquer l'existence d'une dilatation anévrysmale de l'aorte, que le siège insolite et la force des battements nous faisaient présumer. En présence de ces phénomènes, nous nous sommes posé les trois questions suivantes :

1° N'y avait-il là qu'un simple épanchement pleural séreux ou purulent avec transmission des battements du cœur, en un mot un empyème pulsatile ;

2° Fallait-il songer plutôt à une tumeur cancéreuse vasculaire et pulsatile avec pleurésie secondaire ;

3° Enfin ne devait-on pas admettre une dilatation anévrysmale de l'aorte thoracique ayant refoulé le poumon et provoqué la formation d'un épanchement pleural ?

Cette dernière hypothèse nous parut d'abord la plus vraisemblable ; mais M. le professeur Duplay, appelé en consultation par M. Proust, ayant fait observer l'absence de véritable expansion, l'idée d'anévrysme fut écartée, et une ponction exploratrice pratiquée sur-le-champ.

En effet, l'aiguille exploratrice ramena du pus, le diagnostic était fait, il s'agissait donc d'un empyème pulsatile. Le lendemain, la ponction évacuatrice avec l'appareil Potain fut faite au point le plus fluctuant et le plus pulsatile, dans le neuvième espace intercostal. A mesure que le pus s'écoulait, et que la poitrine se vidait, ces battements devenaient moins sensibles ; on retira ainsi deux litres et quart de pus presque phlegmoneux et sans odeur après la ponction, il fut impossible de retrouver le moindre battement. La sonorité revenue en avant est encore obscure en arrière, dans toute la moitié inférieure ; la respiration ne s'entend pas plus qu'avant l'opération, le silence est complet. Le cœur ne marque aucune tendance à reprendre sa place à la région précordiale ; il reste à droite où l'on continue à percevoir ses battements dans les espaces intercostaux et au creux épigastrique.

Longtemps comprimés, le poumon gauche et le cœur semblent avoir été fixés définitivement dans de nouveaux rapports, et c'est pourquoi sans doute le soulagement notable, constaté après l'intervention, a été éphémère.

Le 22 décembre. — Nous constatons à gauche l'existence d'un pneumothorax ; la toux et la voix ont pris le timbre amphorique, on perçoit le bruit d'airain, mais non le tintement métallique, ni la succussion hippocratique. Encore faut-il que la malade parle ou tousse, pour donner lieu aux bruits amphoriques pathognomoniques ; car si elle se contente de respirer, le silence est complet dans tout le côté gauche de la poitrine et le pneumothorax reste latent. La sonorité tympanique, en avant, est obscure en arrière, et moins prononcée que du côté droit.

Le 24 décembre. — Quatre jours après la ponction, le liquide s'est reproduit en quantité suffisante pour donner lieu au bruit de succussion, et pour élever le niveau de la matité jusqu'à la huitième côte. Les pulsations sont revenues dans les espaces intercostaux inférieurs. La main est soulevée par les mêmes battements qu'on avait constatés avant la thoracentèse, quoique l'épanchement soit mêlé de gaz et que l'empyème ait fait place à un pyo-pneumothorax. Le neuvième espace intercostal présente un soulèvement limité et fluctuant qui fait prévoir la formation d'un empyème de nécessité.

Même état jusqu'au 10 décembre. A partir de ce jour, la malade crache abondamment ; bientôt ce sont de véritables vomiques, qui, du reste, ne font pas sensiblement baisser le niveau du liquide pleural et ne modifient pas les pulsations. L'état général devient de plus en plus mauvais et la mort arrive le 15 janvier 1881 à onze heures du soir.

Autopsie (résumée). — L'artère aorte est saine dans toute son étendue et n'est pas en rapport avec le poumon ; elle n'a sans doute joué aucun rôle dans la production des pulsations thoraciques ; le cœur lui-même est absolument sain.

Les anévrysmes de l'aorte thoracique seront très facilement confondus avec *une maladie du cœur*, en raison de la proximité de l'anévrysme et de cet organe et de la similitude de la plupart des symptômes propres à chaque affection. Il faut ajouter à cela qu'elle coexiste très fréquemment (Luton).

Nous rapportons une très intéressante observation dans laquelle on nota pendant la vie du malade un thrill très prononcé dans la région sous-claviculaire, un double centre de battements peu marqués il est vrai, et une inégalité des deux pouls ; cependant à l'autopsie l'aorte fut trouvée normale et il n'existait qu'une lésion du cœur proprement dite, insuffisance et rétrécissement aortiques, insuffisance mitrale. Dans ce cas encore les tracés sphygmographiques et cardiographiques ne firent qu'accentuer l'erreur commise. Après les beaux travaux de Marey et de Franck, nous ne voudrions point méconnaître les services que peut rendre l'emploi des appareils enregistreurs dans le diagnostic des anévrysmes ; toutefois nous pensons que ce moyen n'est point aussi fidèle qu'on a voulu le dire, puisque à nous seul, nous l'avons vu échouer deux fois. En outre nous ne parlons point de sa difficulté d'application dans la pratique courante.

Stokes a vu un cas d'aortite goutteuse simuler pendant des années un anévrysme : « Les signes physiques de l'anévrysme étaient si nombreux, et les symptômes si remarquables, que l'existence d'un vaste anévrysme me semblait presque absolument certaine. Les accidents étaient probablement dus à une inflammation goutteuse de l'aorte. Il y avait des pulsations violentes, limitées à la région supérieure du sternum et une difficulté de respirer si grande, dans la position horizontale, que pendant plusieurs semaines, le malade fut obligé de rester assis. »

Observation XVII

Affection cardiaque paraissant compliquée d'anévrysme de l'aorte. Erreur
de diagnostic (Observation inédite et due à l'obligeance de M. Malécot.
interne des hôpitaux).

N... Paul, 39 ans, cartonnier, entre le 18 juillet 1881, salle Saint-
Ferdinand, n° 13.

Cet homme est vieilli et fatigué : âgé de 39 ans seulement, il a l'aspect d'un homme de 50 ans. Il nous raconte qu'il a beaucoup souffert
pendant la guerre de 1870. Prisonnier en Prusse il fut atteint pendant
sa captivité d'un rhumatisme articulaire qui dura, dit-il, sept mois et
demi. Il se remit cependant assez bien et reprit son travail sans con-
server d'essoufflement. Nouvelle poussée rhumatismale en 1875, qui
cette fois se complique vraisemblablement d'endocardite ; car le malade conserve depuis lors des « étouffements » et ne peut plus travailler. Quelque temps après cette seconde attaque, il est pris d'œdème
des jambes et d'ascite, et il entre à l'hôpital de la Charité où on le traite
par la macération de digitale. Il sort de l'hôpital après un séjour de
trois mois, il vécut depuis lors assez misérablement, incapable de se
livrer à un travail pénible. Il est enfin rentré à l'hôpital en juillet
dernier.

Nous voyons ce malade le 1er janvier 1882 seulement. Il se plaint
d'oppression intense dès qu'il marche ou fait le moindre effort ; à peine
s'il peut quitter son lit. La face est violacée, les lèvres cyanosées.
Apyrexie complète : pas d'œdème des membres inférieurs.

En présence de ces symptômes nous sommes amené à explorer la
région précordiale.

La pointe du cœur bat dans le cinquième espace intercostal, un peu
en dehors du mamelon ; on voit et on sent très nettement les soulève-
ments de la paroi thoracique à ce niveau. A la base, on sent par la
palpation un thrill très intense qui a son maximum un peu au-dessus

Auquier   5

et à droite de l'orifice aortique, et qui se prolonge dans la région sous-hyoïdienne suivant la direction des vaisseaux du cou. En examinant obliquement la région, on constate nettement en ce point l'existence d'un second centre de battements ; ces battements sont perçus également en appliquant la main sur la poitrine. Le pouls est inégal des deux côtés, assez ample à droite, il est petit au contraire du côté gauche. Le tracé sphymographique révèle les mêmes inégalités.

A l'auscultation, on perçoit à la base et à droite du sternum un bruit de souffle râpeux au premier temps, se prolongeant dans les carotides en un bruit de souffle doux, aspiratif au second temps, se propageant dans la direction du cœur. A la pointe, souffle rude au premier temps se propageant vers le creux axillaire, le second bruit est normal.

En présence de ces symptômes, inégalité des pouls, double centre de battements, thrill intense et souffles valvulaires, le diagnostic le plus vraisemblable est celui d'une faible lésion aortique et mitrale compliquée d'un anévrysme de l'aorte. Le malade est examiné par M. Franck au moyen des appareils enregistreurs, et M. Franck conclut aussi à l'existence d'une dilatation anévrysmatique de l'aorte.

Le malade présente successivement tous les signes d'une asystolie progressive et il meurt asphyxié le 4 mars.

A l'autopsie. — Pas d'anévrysme de l'aorte. Lésions d'insuffisance et de rétrécissement aortiques. Insuffisance mitrale.

C. — Les symptômes de compression existent seuls. Les maladies les plus diverses des organes thoraciques, voire même du larynx, ont été confondues avec l'anévrysme de la crosse de l'aorte. Nous n'insisterons point sur ce chapitre, car nous ne pouvons l'enrichir que d'une observation inédite. Nous nous contenterons de rapporter les quelques observations suivantes, choisies à dessein.

Observation XVIII

Anévrysme de l'aorte méconnu et pris pour un emphysème pulmonaire compliqué de broncho-pneumonie (observation inédite communiquée par M. Gustave Ollive, interne des hôpitaux).

Le nommé Wagner (Jean), accordeur de pianos, âgé de 50 ans, entre le 25 janvier à l'Hôtel-Dieu de Nantes, dans le service de M. X..., avec le diagnostic: *emphysème pulmonaire compliqué de broncho-pneumonie.* L'interne de garde le trouve dans un état d'asphyxie considérable et institue le traitemement suivant : Vingt-cinq ventouses sèches, vésicatoire en arrière et 0,40 cent. de kermès dans un julep gommeux. Le soir le malade est à peu près dans le même état. Il est dans le décubitus dorsal, presque assis dans son lit et la tête rejetée en arrière; la bouche ouverte, les lèvres violacées et les veines de la face très gonflées. La respiration se fait difficilement. Une courte inspiration est suivie d'une expiration au moins trois ou quatre fois plus longue. A la percussion le thorax fait entendre en avant un bruit tympanique des deux côtés. Le cœur est dévié et porté en bas. La matité de cet organe ne commence qu'au-dessous du mamelon. Les battements du tronc brachio-céphalique s'entendent distinctement au-dessus du sternum. A l'auscultation on ne constate ni le murmure vésiculaire, ni râles. L'air semble ne pas pénétrer dans le poumon, à peine entend-on à la fin de l'expiration un ronchus qui peut bien être le bruit trachéal. Le cœur fait entendre des bruits distincts, normaux. mais un peu accélérés. Les bruits de l'aorte s'entendent dans une assez grande étendue.

L'auscultation de la trachée ne révèle rien de particulier. L'examen de la poitrine en arrière donne les mêmes signes qu'en avant. Les extrémités sont froides, les bras retombent inertes; et quoiqu'il ne fasse aucun mouvement, le malade conserve toute son intelligence, Notons que le pouls est régulier, d'une fréquence ordinaire. Le soir, on fait une injection d'émétique, mais sans effet. A sept heures du soir le malade succombe.

Autopsie. — Le cœur n'occupe pas sa position habituelle, il est descendu et repose sur le diaphragme. A droite de la trachée on constate la présence d'une poche, c'est un anévrysme du tronc brachio-céphalique. Au-dessus de l'anévrysme, l'aorte est dilatée. La poche est adhérente au sternum, et les tuniques de l'anévrysme sont détruites à ce niveau. En certains points sont des dépôts successifs de caillots fibrineux directement en rapport avec le sternum.

Le cœur est peu hypertrophié, mais chargé de graisse. Les poumons paraissent sains. Les reins et le foie sont congestionnés.

OBSERVATION XIX

Anévrysme de l'aorte méconnu et simulant une hypertrophie du cœur
(Bulletin de la Société anatomique, 1847, p. 172).

Le nommé X.., âgé de 40 ans, sans profession, est mort à Necker, dans le service de M. Hervez de Chégoin, avec les symptômes d'une *hypertrophie du cœur*. Il avait aussi un épanchement pleural à droite.

A l'autopsie, M. Lunier a trouvé un vaste anévrysme de l'aorte.

Dans la plèvre droite existaient des caillots sanguins, une tumeur accolée à l'aorte s'était perforée, et communiquait avec cette cavité par une ouverture de deux ou de trois pouces de longueur. L'anévryme, formé par une simple dilatation des tuniques artérielles, commence dans le point où l'aorte est croisée par la bronche gauche et vient se terminer à l'origine de l'artère mésentérique supérieure, après avoir traversé et dilaté le trou aortique du diaphragme.

Le cœur gauche est notablement hypertrophié, et la crosse de l'aorte considérablement dilatée. Les vertèbres correspondant à la tumeur ne sont pas altérées.

Observation XX

Anévrysme double de l'aorte, trouvé à l'autopsie chez un homme mort à
Charenton, chez lequel on avait diagnostiqué pendant la vie un *rétrécissement de l'orifice aortique*. Observation de M. Deguise (*Bulletin de
la Société anatomique*, 1844, p. 75).

Au premier examen du malade, n'ayant trouvé aucun battement sur
le trajet des artères radiale, brachiale et sous-clavière, des deux
côtés, M. Deguise examina avec soin la région précordiale. Il n'y
avait pas de matité plus étendue qu'à l'état normal et pas de frémissement cataire : les bruits du cœur étaient sourds, et il y avait un bruit
de souffle au premier temps. Le murmure respiratoire ne s'entendait
pas sous la clavicule gauche ; on ne percevait aucun souffle sur le trajet de la crosse de l'aorte. Les artères des membres inférieurs battaient
d'une manière normale, et, du côté de ces membres, il n'y avait pas
d'œdème. Le malade pouvait marcher sans éprouver une grande gêne
de la respiration ; il avait une aphonie presque complète. On diagnos-
tiqua un *rétrécissement de l'orifice aortique*. Cet homme mourut
subitement quelques jours après son entrée à l'hôpital.

A l'autopsie, on trouva deux tumeurs anévrysmales : l'une, occupait la crosse de l'aorte à sa partie supérieure ; elle avait le volume
d'une grosse orange et elle paraissait ancienne, à en juger par les
caillots fibrineux qui remplissaient presque toute sa cavité. Le tronc
brachio céphalique était fixé à la tumeur et déprimé par des brides et
des fausses membranes résistantes. L'artère sous-clavière gauche était
aplatie sur la première côte, et la carotide primitive correspondante,
oblitérée par des caillots. Les artères vertébrales, examinées avec soin,
ne présentèrent pas un calibre plus considérable que celui qu'elles ont
ordinairement. La trachée artère était comprimée, et le nerf récurrent
du côté gauche avait éprouvé une grande distension par le fait de
l'abaissement de la crosse de l'aorte.

L'autre tumeur occupait l'aorte descendante ; elle était remplie de caillots et avait contracté des adhérences avec la face inférieure du poumon gauche. La paroi postérieure de cet anévrysme était constituée par les vertèbres à nu, érodées et en contact immédiat avec le sang.

OBSERVATION XXI

Anévrysme de l'aorte méconnu et traité pour une *aphonie incomplète.* Observation de M. Cruveilhier. (*Bulletin de la société anatomique,* 1829, p. 72.)

Un jeune homme de la plus belle apparence avait été longtemps traité pour une *aphonie incomplète* ; il mourut presque subitement, et l'ouverture de son cadavre apprit qu'un anévrysme de la crosse de l'aorte s'était ouvert dans la plèvre gauche. La tumeur s'était accrue exclusivement du côté de la concavité de la courbure sous-sternale de l'aorte. Les parois artérielles ayant disparu dans ce point, celles de l'anévrysme étaient limitées par la trachée, la bronche et le poumon gauches, le péricarde et la plèvre. Les deux nerfs récurrents avaient été comprimés, aplatis ; leur tissu était transparent et réduit en névrilème. La trachée, examinée à l'intérieur, présenta une adhérence très limitée de deux points de sa surface interne, non opposés, mais voisins l'un de l'autre. M. Cruveilhier suppose que l'aphonie était due à la compression du nerf récurrent et non de la trachée ; car une compression de la trachée assez forte pour causer de l'aphonie aurait considérablement entravé l'entrée de l'air dans les poumons. Or le malade n'avait eu aucune gêne de la respiration.

Observation XXII

Anévrysme de l'aorte, pris pour un *œdème de la glotte* survenant chez un phthisique. Observation de M. Danjoy (*Bulletin de la société anatomique* 1860, p. 421).

Le nommé X... âgé de 48 ans, est entré, dans la salle Saint-Landry, le 27 novembre 1860, avec des signes d'emphysème et quelques râles sous-crépitants aux sommets en arrière. Rien au cœur.

Le 22 décembre. — La dyspnée augmente tout à coup. Le lendemain elle devient plus considérable, avec quelques troubles de la voix.

Le 24. — Dyspnée extrême, orthopnée avec menace d'asphyxie ; bruit de cornage, pâleur de la face. On pense à un *œdème de la glotte survenant chez* un phthisique. Cependant on ne sent pas de bourrelet.

Vésicatoire sur le cou ; vomitif.

Le vomitif est pris avec grand'peine : dans le dernier moment, la déglutition était impossible. Le malade vomit un peu de bile sans trop d'effort.

Il meurt la nuit dans un accès de toux.

A l'autopsie, on trouve un anévrysme de la crosse aortique du côté gauche, offrant une adhérence avec la colonne vertébrale en deux points. Les os sont érodés et servent de parois à la poche anévrysmale, qui s'est rompue au point d'union de l'os et de la poche. Les nerfs pneumo-gastriques sont intacts ; les nerfs récurrents sont comprimés par la tumeur. Rien au cœur ; poumon emphysémateux. Quelques tubercules au sommet.

Le foie et tous les organes sont gorgés de sang noir.

Observation XXIII

Anévrysme de l'aorte pris pour une *bronchite généralisée*, fébrile, accompagnée d'un certain degré d'emphysème et d'une laryngite légère. — Observation de M. Luton. (*Bulletin de la société anatomique*, 1858, page 25).

La nommée Paulot (Louise), âgée de 37 ans, couturière, se plaignant de tousser et d'être légèrement oppressée, fut admise à l'hôpital de la Charité, (service de M. Briquet) le 19 janvier 1858.

A la visite on vit une femme extrêmement amaigrie et ayant l'aspect extérieur d'une phthisique. Assise sur son séant, elle paraissait éprouver un certain degré de dyspnée ; la respiration s'étendait à distance et avait un caractère de sibilance marqué surtout pendant l'expiration. A l'auscultation on entendit des râles sibilants et ronflants disséminés dans toute la poitrine et perçus principalement dans le second temps de la respiration ; en outre on nota un gros râle sous crépitant dans le lobe inférieur du poumon gauche en arrière. La percussion ne révèle rien de particulier. Dans le crachoir on vit une assez grande quantité de crachats fluides, transparents et un peu spumeux. La voix était légèrement enrouée ; pouls fébrile ; rien d'appréciable au cœur. Les autres fonctions s'accomplissaient bien.

La malade déclara qu'elle ne toussait que depuis six semaines et que son rhume était survenu à la suite d'un refroidissement. Sa santé était habituellement bonne; cependant elle convint qu'elle avait la respiration courte et qu'elle ne pouvait monter les marches d'un escalier sans être aussitôt essoufflée ; elle n'avait pas de battements de cœur. Elle avait eu antérieurement plusieurs rhumes qui n'ont jamais été accompagnés d'une oppression notable. Après que cette femme eut succombé, on apprit que, il y a environ un an, elle avait éprouvé de profonds chagrins et que depuis cette époque sa santé avait été toujours mauvaise. Elle avait fait une maladie de six semaines, probablement une fièvre typhoïde, il y a plusieurs années. Elle a eu un enfant à l'âge de 30 ans ; cet enfant est mort de convulsions à six mois.

Comme diagnostic, on admit qu'il s'agissait simplement ici d'une bronchite généralisée, fébrile, accompagnée d'un certain degré d'emphysème et d'une laryngite légère. On prescrivit comme vomitif 2 gr. d'ipéca, et on fit sur le devant de la poitrine et du cou, une friction avec de l'huile de croton tiglium.

20 janvier. — La malade fut soulagée par de nombreux vomissements ; mais l'oppression reparut bientôt très forte ; le bruit respiraroire, surtout à l'expiration s'entendait à distance ; ce bruit paraissait se passer à la glotte, du moins c'est ce que démontra l'auscultation du larynx ; voix un peu enrouée, la gorge n'offrait ni rougeur, ni fausses membranes ; l'exploration de l'orifice supérieur du larynx à l'aide du doigt, opération qui fut très difficile, ne révéla rien de particulier. Dans la poitrine, râles ronflants très gros, ressemblant à un roulement et entendus partout ; ce bruit n'était évidemment qu'un retentissement du bruit glottique ; on n'entendait nulle part le murmure vésiculaire, rien à la percussion.

120 pulsations, vésicatoires sur la poitrine ; sinapismes.

21 janvier. — Il y eut dans la nuit du 20 au 21 trois accès de suffocation avec perte de connaissance. Le matin, on trouva la malade en proie à une dyspnée intense : elle était assise sur son lit ; les deux temps de la respiration, surtout le second, étaient marqués par un bruit rauque et sibilant, entendu à distance ; la voix peu altérée était néanmoins anxieuse, comme chez une personne en anhélation ; mains froides et violacées ; pouls presque insensible. Pas de bourrelets œdémateux à l'orifice supérieur du larynx.

M. Briquet, pensant qu'il s'agissait ici d'un œdème du larynx, sinon des replis aryténo-épiglottiques, du moins de la cavité même de l'organe, consulta M. Velpeau au sujet de l'opportunité de la trachéotomie. M. Velpeau, sans s'expliquer, hésita devant la trachéotomie ; il voulut différer de quelques heures et recommanda de simples insufflations de poudre d'alun dans l'arrière-gorge.

Peu de temps après cette consultation, la suffocation parut moindre ; elle était remplacée par une sorte de stupeur. Vers une heure de l'après-midi, brusque accès de suffocation ; quelques inspirations rauques, et mort avant qu'on ait eu le temps d'ouvrir la trachée.

Autopsie. — Pas de trace d'œdème du larynx ; arrière-gorge, ventricules du larynx et origine de la trachée, pleins d'une mucosité fluide. Pas d'ulcération de la muqueuse laryngée qui offrait sa teinte normale sur la paroi antérieure de la trachée, mais à quatre travers de doigt de la bifurcation de ce conduit, tubercule gros comme une noisette, saillant dans sa cavité. Cette tumeur, d'un aspect violacé et semblant avoir éprouvé un commencement d'ulcération, avait tout à fait l'apparence d'une fongosité cancéreuse ou tuberculeuse en voie de ramollissement ; la muqueuse qui répondait à sa partie supérieure, était rouge et enflammée, ce tubercule n'était autre chose que la saillie d'une poche anévrysmale, grosse environ comme une pomme d'api, siégeant à la partie postéro-supérieure de la crosse de l'aorte et s'étendant à peu près depuis le péricarde jusqu'à l'origine du tronc artériel brachio-céphalique.

L'anévrysme était constitué par une sorte de diverticulum d'un point assez limité des parois de l'aorte. L'orifice de communication entre le sac diverticulaire et la cavité aortique, situé tout contre l'origine du tronc brachio-céphalique, avait à peu près la largeur d'une pièce de 1 franc ; ses bords étaient mousses, lisses et tapissés évidemment par la membrane interne de l'artère. Quant aux parois mêmes de la poche anévrysmale, il était impossible de leur reconnaître une structure artérielle quelconque, sauf peut-être la tunique celluleuse qui formait l'enveloppe extérieure ; elles étaient singulièrement épaissies, à ce point qu'il n'y avait pour ainsi dire pas de cavité dans l'anévrysme. Les couches extérieures, d'un blanc jaunâtre, étaient formées de stratifications fibrineuses décolorées à l'intérieur : il y avait un contenu rougeâtre, assez mou, et représentant des caillots sanguins dont la transformation était moins avancée que dans les couches extérieures.

Du côté de la trachée, la paroi de ce conduit avait été perforée et l'on voyait à nu les couches de fibrine décolorée, faisant hernie dans la cavité du tube aérien, ce qui simulait la fongosité cancéreuse. Le nerf pneumo-gastrique droit côtoyait le côté droit de la tumeur et n'offrait aucune altération apparente. Le nerf récurrent gauche, aussi en rapport avec l'anévrysme, n'était exposé à aucune chance de compression ; la tumeur s'étant surtout développée en arrière, entre la portion horizontale de la crosse de l'aorte et la trachée, les grosses veines de la base du cœur n'offraient avec elle aucun rapport. Il y avait un rétrécissement très évident de l'aorte au delà de l'anévrysme, au point où le nerf récurrent gauche le contournait.

Le ventricule gauche du cœur était un peu hypertrophié. A droite, on trouvait une pleurésie avec fausses membranes récentes, et épanchement médiocre séro-purulent ; à gauche, adhérences pleurales d'ancienne date. Induration grise du lobe inférieur du poumon droit ; même altération du poumon gauche et dans les points correspondants : seulement, il y avait de plus ici des excoriations de deux à trois centimètres de diamètre au plus, en communication avec les bronches, à surface lisse, remplies de muco-pus et ne paraissant pas de nature tuberculeuse. Il est probable que ces altérations doivent être rapportées à la pneumonie chronique.

Observation XXIV

Anévrysme de l'aorte méconnu et pris pour de l'asthme et une angine ulcéreuse du larynx par M. de Beauvais. (*Bulletin de la Soc. anat.* 1848, p. 256).

Le nommé X...., cocher d'omnibus, âgé de 40 ans, est entré à l'hôpital de l'Hôtel-Dieu, service de M. Jadioux, pour des accès de suffocation.

Cet homme se portait bien habituellement : mais depuis quelque temps il éprouvait des palpitations ; il n'a jamais craché de sang ; cet hiver, il s'est enrhumé, et depuis il a des étouffements ; il y a extinction de la voix et gêne du côté du larynx.

A son entrée, l'on a constaté les phénomènes d'*asthme*, avec figure violette, râles sibilants à la partie postérieure du thorax, etc. L'ipéca ayant amené quelque amélioration dans son état, le malade a demandé à sortir; mais au bout de quelques jours, sont arrivés des accès de suffocation, plus marqués le matin et plus encore le soir; ces accès, d'abord éloignés, se sont rapprochés de jour en jour; on a dès lors *soupçonné une angine ulcéreuse du larynx*; l'inspiration était sifflante, l'expiration libre; et il y avait des crachats purulents. Rien d'anormal au cœur ni dans la circulation des membres; ni œdème, ni ascite; le pouls régulier. On n'a pas ausculté les gros vaisseaux, les veines jugulaires étaient très gonflées et comme variqueuses. Il y a dix jours environ, le malade fut pris d'un tel accès de suffocation qu'on dut recourir à la trachéotomie; l'introduction de la sonde fut assez difficile, et elle ne put pénétrer que dirigée à droite. Mort deux jours après.

Autopsie. — La tumeur existe à la naissance de l'aorte, en dehors du péricarde; elle a presque le volume d'un cœur normal. Le tronc brachio-céphalique est un peu déjeté en haut et en avant, l'artère carotide gauche est oblitérée. En arrière de la tumeur se trouve un mamelon conique, qui se place d'une part entre l'œsophage déjeté à gauche, et la trachée, qui est fortement portée à droite. Cette dernière déviation nous explique pourquoi la sonde avait besoin, pour pénétrer, d'avoir une certaine longueur, et d'être inclinée à droite. Les bronches ne sont pas comprimées, et la trachée est comme ébréchée légèrement; de plus elle est comprimée par la tumeur. L'œsophage est sain, l'aorte descendante a quelques plaques jaunâtres dans son épaisseur. Il n'y a pas d'altération aux orifices du cœur. Une incision, faite sur les côtés de la tumeur, permet de voir que cette dernière est remplie de caillots stratifiés, adhérents les uns aux autres et récents pour la plupart.

Observation XXV

Anévrysme de l'aorte pris pour une tuberculose pulmonaire et laryngée. — Trachéotomie ; mort (par Decori, interne, (*Bulletin de la Société anatomique*, 1865, p. 40).

Le nommé Sarre (François), âgé de 48 ans, cordonnier, est entré à l'hôpital Saint-Antoine, dans le service de M. le Dr Boucher de la Ville-Jossy, le 7 janvier 1865. Cet homme, couché au n° 32 de la salle Saint-Louis, raconte qu'il est malade depuis quatre mois seulement ; à cette époque il aurait contracté un rhume violent qui n'a pas encore disparu ; l'expectoration a été peu abondante, et jamais il n'a craché de sang ; aujourd'hui son rhume va mieux ; mais il se plaint d'avoir perdu la voix depuis quinze jours environ, et depuis huit jours il éprouve du malaise, de la courbature, des frissons répétés, de la céphalalgie et de la gêne dans la respiration.

A son entrée, le malade se présente dans l'état suivant : maigreur très prononcée, pâleur de la face, prostration générale, embarras léger des voies digestives ; un peu de fièvre ; toux modérée, expectoration presque nulle ; la voix est rauque, voilée. L'examen de la poitrine permet de constater qu'à gauche et en arrière il existe dans toute la hauteur une matité très accusée ; le murmure vésiculaire est remplacé par du souffle voilé, lointain, perçu dans presque tout ce côté. Enfin on trouve de l'égophonie. En avant du même côté au sommet, sous la clavicule, il y a de la matité dans une étendue assez grande et à ce niveau on trouve des craquements humides en petite quantité. Dans tout le côté droit rien d'anormal. En présence de ces faits, on conclut à une pleurésie gauche, de plus on admit une *infiltration tuberculeuse du sommet gauche et une laryngite probablement de même nature.*

On fait appliquer sur le côté malade des vésicatoires à plusieurs reprises. La pleurésie semblait diminuer, le murmure vésiculaire se laissait entendre dans le poumon ; le malade se trouvait mieux et avait demandé à manger.

Le 22 janvier. — Cet homme fut pris tout à coup d'accès de suffocation ; la face était violacée, l'anxiété extrême, la respiration très accélérée, mais présentant ce caractère singulier, que l'inspiration se faisait très facilement tandis que l'expiration était très pénible et laborieuse.

On fait appliquer des ventouses sèches sur le côté gauche de la poitrine, des sinapismes aux extrémités et l'on donne une potion calmante.

Le 23 au matin, le malade paraît soulagé ; mais dans la nuit surviennent de nouveaux accès de suffocation, offrant le même caractère, c'est-à-dire revenant à des intervalles assez rapprochés. Congestion de la face, refroidissement des extrémités, sueurs profuses, inspiration normale, expiration toujours très pénible. Le malade ne peut rester couché et garde la position assise sur son lit.

On donne un vomitif, une potion diacodée, et on fait promener des sinapismes sur les extrémités.

Le 24 janvier. — Nouveaux accès très rapprochés ; aphonie complète ; même état des deux temps de la respiration.

A l'auscultation on perçoit le murmure vésiculaire dans les deux côtés de la poitrine, mais avec une diminution considérable à gauche ; on compte quarante-cinq inspirations par minute.

M. le docteur Broca, ayant vu le malade, pense qu'il y a lieu d'intervenir dans cet état de mort imminente, et avec M. Boucher de la Ville-Jossy, admet comme probable un obstacle dans les voies aériennes supérieures.

Le 25, à 10 heures du matin, le malade étant couché, la tête très légèrement étendue, subit l'opération de la trachéotomie. Au moment où la trachée est ouverte et où la canule est placée, il survient de la contracture dans les membres, la face pâlit, les yeux sont convulsionnés et cet homme meurt. On suppose du sang dans la trachée, à peine aspire-t-on une demi-cuillerée à café de liquide ; on pratique la respiration artificielle, on n'obtient aucun résultat.

Résumé de l'autopsie. — Dans la plèvre gauche existe un épanchement considérable de sérosité, le poumon gauche est refoulé, le poumon droit emphysémateux.

L'arbre aérien est parfaitement sain.

Sur la partie latérale gauche de la trachée se trouve une tumeur anévrysmale, de la dimension d'un gros œuf de poule ; à sa face antérieure elle était en rapport avec le sternum ; par sa face postérieure elle reposait en grande partie sur la bronche gauche, un peu sur la partie inférieure de la trachée, et dans toute son étendue sur l'œsophage. En bas la tumeur appuie sur l'artère pulmonaire et fait paroi commune avec elle ; supérieurement elle se confond avec la paroi inférieure de la crosse aortique.

Cet anévrysme prend naissance sur la crosse de l'aorte ; la communication est établie par une ouverture de deux centimètres de diamètre. Le nerf récurrent se trouve englobé dans la poche.

Le cœur est sain et nullement hypertrophié.

Observation XXVI

Anévrysme de l'aorte pris pour une affection tuberculeuse (par Blache fils, *Bulletin de la Société anatomique* 1862, p. 455).

Pivert (Jacques), âgé de 56 ans, imprimeur, est entré le 7 octobre dernier dans la salle Saint-Paul, à la Pitié.

Cet homme paraît avoir été jadis d'une bonne constitution, mais il présente maintenant l'apparence d'un vieillard et d'un homme usé ; jamais il n'avait été malade jusqu'à l'an dernier. A son entrée dans le service, le seul symptôme qu'il accusât en dehors de la toux était une difficulté extrême à respirer. Cette dyspnée, qui le faisait beaucoup souffrir depuis trois mois, se montre par accès qui semblent devenir de plus en plus fréquents. La toux, dont le timbre est parfois éteint, revient par quintes et persiste longtemps après les accès de dyspnée. Les inspirations sont alors quelquefois accompagnées d'un sifflement

laryngo-trachéal. Le malade a perdu l'appétit et les fonctions digestives sont souvent troublées; c'est à peine s'il mange une portion. L'a-
maigrissement est considérable depuis cinq mois; cependant on n'a jamais constaté de fièvre ni de diarrhée, non plus qu'aucune hémoptysie.

L'examen de la poitrine n'offre à la vue aucune saillie anormale;
en avant, des deux côtés, la résonnance est bonne; mais au sommet
des deux poumons, la respiration est un peu rude; en arrière, la
respiration est légèrement soufflante, et à gauche dans toute l'étendue
du poumon. Dans la fosse sus-épineuse du même côté, la respiration
semble caverneuse, plus tard elle devint même amphorique; cependant
on ne peut y découvrir le moindre craquement humide, même pendant
la toux; en vain on y cherche le retentissement de la toux et de la
voix, même après ses fréquentes quintes de toux. Le malade n'a jamais
eu de crachements de sang, il n'expectore que des crachats jaunâtres de la bronchite chronique, et qui n'ont aucune apparence caractéristique de la tuberculisation. Le pouls est régulier et un peu petit;
l'auscultation du cœur ne révèle d'autre bruit anormal qu'un léger
souffle au premier temps. L'aspect flétri et usé de cet homme, sa position courbée en avant, qu'il garde dans son lit et même en dormant,
sa voix éteinte et sa grande faiblesse, en un mot son état hectique,
joint à la matité du côté gauche du thorax et au souffle amphorique du
sommet du poumon, conduisaient à accepter l'idée d'une *affection tuberculeuse*, idée vers laquelle ramenait encore la marche lentement
croissante de la maladie.

Vers les derniers jours de novembre, les phénomènes de dyspnée
acquirent une fréquence et une intensité plus grandes; l'état général
devenait plus mauvais. La toux incessante inquiétait le malade, l'amai-
grissement faisait des progrès; la diarrhée survint, et le malade
mourut dans un accès de dyspnée le 6 décembre.

Résumé de l'autopsie. — Le cœur, très peu atrophié, est situé
plus inférieurement qu'à l'état normal et même couché transversalement sur le diaphragme. Toutes les valvules sont saines.

L'aorte, dilatée dans toute sa partie ascendante et au niveau de sa
crosse, siège dans le médiastin antérieur, à la place du cœur refoulé

en bas. La dilatation considérable de ce vaisseau a repoussé les deux bords antérieurs du poumon. Outre cette dilatation, on trouve sur la partie latérale gauche deux anévrysmes de volume très différent, mais ous deux remplis de caillots actifs.

Les deux poumons sont gorgés de sang; aux deux sommets, on trouve quelques tubercules crus.

La dilatation de l'aorte mesure, dans sa plus grande largeur, 20 centimètres de diamètre; elle renferme de nombreux caillots stratifiés.

A la partie supérieure et latérale de la dilatation existe une poche qui communique avec l'aorte par une ouverture de 4 centimètres 1/2. Cette poche est remplie de caillots à couches stratifiées. A 3 centimètres au-dessous, on voit un autre anévrysme beaucoup plus petit; l'orifice de la poche a un peu plus d'un centimètre de diamètre, et sa profondeur n'excède pas 6 millimètres; cette poche contenait également un caillot actif dont la partie centrale était plus épaisse que les bords.

Observation XXVII

Anévrysme de l'aorte méconnu pendant la vie et simulant *une tuberculose*, par Fauvel (*Bulletin de la Soc. anatom.* 1858, p. 79).

L..., (Jean), émailleur, âgé de 52 ans, entre le 2 février 1858 à l'hôpital Lariboisière, salle Saint-Landry, 34.

Il présente une dyspnée considérable, et l'on entend à distance des râles nombreux et bruyants. L'auscultation de la poitrine dénote une bronchite générale avec emphysème pulmonaire. Seulement on remarque aux sommets des poumons, et surtout à droite, un souffle intense et comme caverneux; le crachoir est rempli d'une expectoration de crachats mucoso-purulents. Aussi recherche-t-on dans les antécédents du malade pour trouver les indices d'une diathèse tuberculeuse. Le malade raconte seulement qu'il a été souvent enrhumé, et que le début de ses bronchites remonte à 1829, époque à laquelle il était marin. Sa santé était, du reste, ordinairement assez bonne.

Auquier   6

Depuis quinze à dix-huit mois, il est réellement souffrant et sujet à des étouffements.

Le début de son affection nouvelle remonte à quatre ou cinq jours, et il a ressenti à la fois des frissons et une dyspnée insolite.

Le pouls est petit et fréquent, et on ausculte inutilement la région du cœur, à cause des râles de toute sorte qui vibrent dans toute la poitrine.

Un vomitif (ipéca 1 gr. 50 ; tartre stibié, 0 gr. 05) prescrit à la visite du soir amène quelque soulagement, et pourtant le malade dort à peine quelques instants dans la nuit.

Le lendemain, 3 février, nouveau vomitif, qui ne produit que trois ou quatre selles diarrhéiques. Le malade est toujours dans une grande anxiété. Cependant il trouve à certains moments un peu de repos, et prend avec plaisir quelques aliments.

La nuit du 4 février est très pénible : le malade passe à peu près tous ce temps dans un fauteuil, et le 5 février à sept heures du matin, après avoir pris une petite soupe, il meurt presque subitement.

A l'autopsie, le 6 février, on trouve les lésions suivantes :

La première chose qui frappe l'œil à l'ouverture du thorax c'est la sortie d'un liquide séro-purulent très abondant, qui s'écoule d'une ouverture accidentelle qu'on a faite au péricarde.

En même temps on remarque en haut et à droite une tumeur volumineuse qui repose sur la crosse même de l'aorte.

La partie antérieure du poumon s'affaisse et revient sur elle-même, cependant il y a des portions tout à fait emphysémateuses.

Le péricarde est fendu dans toute son étendue, et présente les lésions les plus tranchées d'une inflammation récente.

On incise l'aorte à la sortie du cœur, et on y trouve un caillot récent qui fait suite à un caillot cardiaque et se prolonge assez haut à l'intérieur et à gauche d'une autre concrétion fibreuse qui double les parois d'une vaste poche anévrysmatique, en rapport avec le sternum et le tronc brachio-vieneux céphalique gauche par sa partie antérieure.

Cette poche s'est formée à droite du tronc brachio-céphalique artériel et des carotides ; ces artères en sont tout à fait indépendantes.

La paroi postérieure de l'anévrysme repose sur la trachée, qui est notablement aplatie, et dont l'élasticité a beaucoup diminué. Il y a là véritablement un rétrécissement du tube aérien qui explique assez bien le souffle entendu aux sommets des poumons et surtout à droite.

Les parois de l'anévrysme sont formées par un tissu cellulaire condensé et infiltré de lymphe plastique.

L'aorte, fendue depuis le cœur jusque vers le milieu du thorax, présente de l'épaississement et une couleur jaune très prononcée. D'autres altérations variées, et notamment des plaques athéromateuses, existent en grand nombre jusqu'au niveau de la division des bronches.

La surface externe de l'aorte est très injectée, et on y trouve çà et là de véritables petits foyers ecchymotiques.

La cavité de l'anévrysme est tapissée dans toute sa surface par un caillot bien organisé, composé de couches concentriques, et dont l'aspect rappelle assez bien la disposition du feuillet de l'estomac des ruminants.

Le cœur est petit, cependant les parois du ventricule gauche sont très hypertrophiées.

Observation XXVIII

Anévrysme de l'aorte pris pendant la vie pour une *pleurésie* du côté gauche, pleurésie anomale avec un point d'emphysème à la partie antérieure du poumon. Observation de M. Cossy, interne provisoire. (*Bulletin de la Société anatomique*, 1874, page 207).

Roure, âgé de 24 ans, boulanger, entré le 20 février 1784 à l'hôpital Lariboisière salle Saint-Vincent-de-Paul, nº 29 (service de M. Millard).

Le malade paraît vigoureux, bien constitué : il ne semble pas avoir d'habitudes alcooliques. A deux époques différentes, il a passé une quinzaine de jours à Lariboisière pour des oppressions et des points de côté (siégeant soit à droite, soit à gauche), symptômes

qui se sont rapidement dissipés après l'application de ventouses. Depuis quelques mois, toux et oppression lorsqu'il court. Vers le
1er janvier 1874, à la suite d'un refroidissement, il eut des frissons,
des points de côté marqués surtout dans la partie gauche de la poitrine, une grande oppression, de la fièvre et des vomissements ; il dit
enfin avoir craché quelques filets de sang. Il dut alors se mettre au
lit.

Le 20 février, au moment de l'entrée à l'hôpital, nous constatons
une dyspnée assez considérable, mais le malade dit avoir été plus
oppressé, il y a un mois. L'expectoration est abondante et constituée
par des crachats blancs et mousseux. A l'examen physique on trouve,
dans tout le côté gauche, de la matité, de la diminution du murmure
vésiculaire et de l'affaiblissement des vibrations thoraciques. En avant
et à gauche au niveau de la région précordiale, il y a de la sonorité
coïncidant avec une absence complète de la respiration. Le cœur n'est
pas dévié. L'examen du poumon et de la plèvre du côté droit ne révèle rien d'anomal. Le rhythme et le timbre des battements du cœur
sont normaux.

Depuis quelque temps, palpitations, inappétence, nausées, un peu
de diarrhée.

En présence de ces signes on pose le diagnostic de pleurésie du côté
gauche, mais pleurésie anomale avec un point d'emphysème à la partie antérieure du poumon.

Traitement. — Chiendent, scammonée, vésicatoire.

Les jours suivants le même état persiste sans aucun changement :
le malade est toujours oppressé, mais n'accuse pas de palpitations, ne
crache pas de sang.

Le pouls est normal, bien frappé, et présente les mêmes caractères
à gauche et à droite.

Le 26 février, soir. — Le malade paraît plus fatigué, plus oppressé et il se plaint d'avoir à différentes reprises, pendant la journée,
craché des filets de sang.

A l'examen de la poitrine, on ne trouve aucun changement dans ces
signes physiques énumérés.

Quatre ou cinq minutes après avoir été examiné et ausculté, le malade est pris subitement d'un crachement de sang rouge vermeil, spumeux, hémorrhagie foudroyante qui le tue en deux ou trois minutes.

Autopsie faite le 20 février, à dix heures du matin.

A l'ouverture du thorax, on voit que les poumons et le cœur ont gardé leurs rapports normaux, et l'on ne peut découvrir au premier abord aucune tumeur. Dans la plèvre gauche, épanchement séreux très peu abondant.

Le poumon gauche est tapissé sur toute sa surface externe par une fausse membrane peu épaisse. A la coupe, on voit une forte injection de ce poumon dans son tiers supérieur.

Emphysème à la partie antérieure du lobe supérieur. Dans le tiers moyen et à la base du poumon gauche : traînées de tissu grisâtre, plus denses, plus friables, points de broncho-pneumonie avec dilatation des bronches. Poumon droit congestionné dans toute son étendue.

Aorte. — Immédiatement au delà de l'embouchure de l'artère sous-clavière gauche, on voit une ouverture anormale, circulaire, de 3 à 4 centimètres de diamètre, aboutissant à une petite poche très peu profonde, dont le fond est recouvert de caillots fibrineux stratifiés.

Si maintenant l'on examine la trachée, on trouve dans la bronche gauche, immédiatement au-dessous de la bifurcation de la tranchée, deux ouvertures linéaires, transversales, déchiquetées, à travers lesquelles vient se montrer l'extrémité d'un stylet introduit dans la poche anévrysmale de l'aorte. Entre l'anévrysme et le cœur, l'aorte présente de nombreuses plaques d'athérome et paraît dilatée. Pas d'insuffisance aortique, pas d'hypertrophie cardiaque. Cœur flasque, mou, un peu graisseux.

Estomac, foie, cerveau sains. Rate diffluente. L'un des reins est graisseux.

CONCLUSIONS

1° L'anévrysme aortique est une des maladies le plus souvent latentes. Ce n'est qu'en recueillant l'histoire du malade, en explorant avec la plus grande attention chacun des organes thoraciques, en tenant compte de la douleur et de la dyspnée qui parfois se produiront après des efforts du malade, que le clinicien soupçonnera peut-être l'existence de cette redoutable affection :

2° Même quand l'anévrysme se traduit par des signes physiques, il est parfois extrêmement difficile de le différencier des tumeurs du médiastin, de l'empyème pulsatile et des maladies du cœur.

Dans certains cas l'erreur est à peu près inévitable. Aucun signe n'est pathognomonique ; l'emploi des appareils enregistreurs lui-même est un moyen infidèle. L'ensemble de tous les symptômes, l'état général seront seuls de quelque utilité.

INDEX BIBLIOGRAPHIQUE

De Beauvais. — Bullet. de la Soc. anat. 1848, p. 256.

Bertin et Bouillaud. — Paris, 1824. Traité des maladies du cœur et des gros vaisseaux.

Blanchet. — Bullet. de la Soc. anat. 1841, p. 297.

Blache fils.   id.   id.   1862, p. 455.

Bosc.   id.   id.   1824, p. 44.

Bouillaud. — Diagnostic des anévrysmes de l'aorte, thèse de doctorat, Paris, 1823.

Gomby. — De l'empyème pulsatile, thèse de Paris, 1882.

Cossy. — Bullet. de Soc. anat. 1874, p. 207.

Cruveilhier.   id.   1829, p. 72.

Delors.   id.   1826.

Demeaux.   id.   1842, p. 19.

Hayem. — Archives de physiologie, 1869.

Jaccoud. — Traité de pathologie interne, Tome, I.

Lorain. — Le pouls, ses variations et ses formes diverses dans les maladies, Paris, 1870.

Luton. — Art. aorte in Dictionnaire de médecine et de chirurgie pratiques.

Marey. — Physiologie médicale de la circulation du sang, Paris, 1863.

Maclachan. — Medical Times, 1850.

Siebert. — Quelques considérations sur les tumeurs du médiastin, thèse de Paris, 1872.

Stokes. — Traité des maladies du cœur et de l'aorte, traduction par Senac, 1864.

Imp. A. DERENNE, Mayenne. — Paris, boulev. St-Michel, 52.

www.ingramcontent.com/pod-product-compliance
Ingram Content Group UK Ltd.
Pitfield, Milton Keynes, MK11 3LW, UK
UKHW021218230726
13926UKWH00003B/1094